Grimm
Hashimoto

Markus Grimm

Hashimoto

Wirksame Therapien aus der Naturheilkunde – von altbewährt bis hochmodern. Wissen, was wirklich hilft: Die richtige Behandlung finden und die Selbstheilungskräfte aktivieren

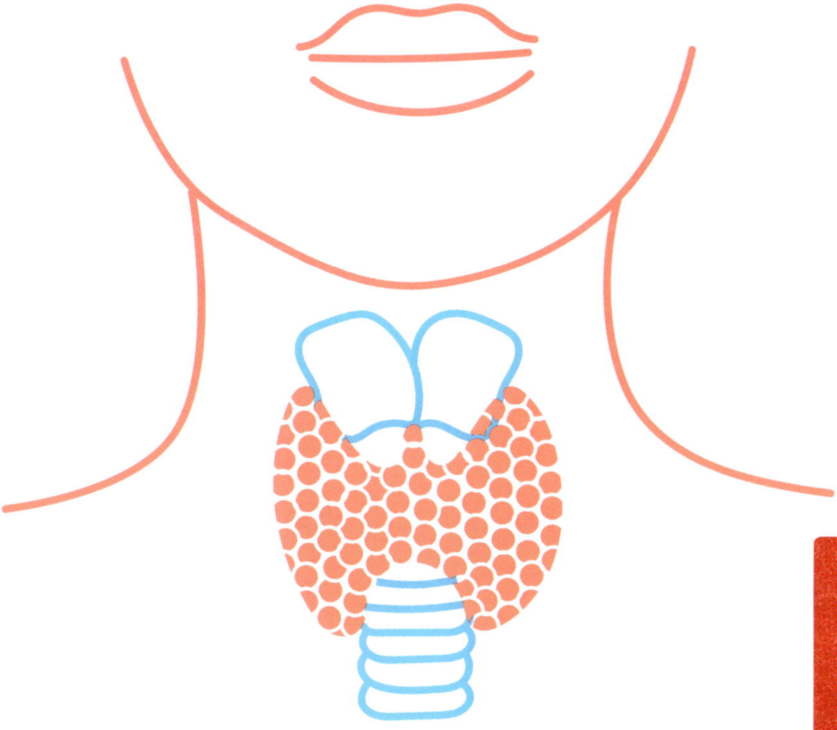

TRIAS

Vorwort

Hashimoto-Thyreoiditis ist eine der häufigsten Autoimmunerkrankungen. In der westlichen Welt zeigen etwa 10 Prozent der Bevölkerung erhöhte Antikörperwerte gegen Schilddrüsengewebe. Frauen sind davon etwa zehnmal häufiger betroffen als Männer. In Deutschland wird die Zahl der Menschen mit Hashimoto auf vier bis acht Millionen geschätzt; das entspricht etwa zwei Prozent aller Frauen. Diese Statistiken unterstreichen die Bedeutung eines besseren Verständnisses dieser Krankheit.

Ich freue mich, Sie auf eine Entdeckungsreise in die komplexe und oft missverstandene Welt der Hashimoto-Thyreoiditis mitzunehmen. Dieses Buch soll Ihnen ein tiefgehendes Verständnis dieser weit verbreiteten Entzündung der Schilddrüse vermitteln, bei dem spezifische Immunzellen (T-Lymphozyten) das eigene Schilddrüsengewebe angreifen und zerstören. Es ist sowohl für diejenigen gedacht, die persönlich betroffen sind, als auch für alle, die mehr darüber erfahren möchten.

Der lange Weg zur Diagnose

Symptome wie Gewichtsschwankungen, unerklärliche Müdigkeit, Haarausfall, Schlafstörungen, Verdauungsprobleme und depressive Verstimmungen können die Diagnosestellung erschweren und verzögern. In diesem Buch präsentiere ich Ihnen persönliche Erfahrungen aus tausenden von Patientengesprächen und berichte von Herausforderungen, die viele Betroffene teilen.

Hashimoto-Thyreoiditis geht weit über eine einfache Liste von Symptomen hinaus. Es ist eine tiefgreifende Erkrankung. Von erschöpfender Müdigkeit, die jeden Tag zur Herausforderung werden lässt, quälender

Erschöpfung ohne Erholungsmöglichkeit und Stimmungsschwankungen, die sowohl das soziale als auch das innere Leben stark beeinträchtigen können, berichten viele Betroffene. Verdauungsstörungen und Muskelverspannungen erschweren zusätzlich den Alltag.

Herausforderung der Standardtherapien

Es ist eine große Belastung für Betroffene, wenn die am häufigsten eingesetzte schulmedizinische Therapie, die Gabe von Schilddrüsenhormonen zur Behandlung einer Unterfunktion, nicht die erhoffte Linderung bringt. Ich möchte Ihnen erläutern, warum solche Behandlungsansätze häufig nicht den gewünschten Erfolg bringen. Ein besseres Verständnis Ihrer Erkrankung und das Wissen über wirksame Therapiemöglichkeiten können Ihnen neue Zuversicht und Hoffnung schenken.

Ein ganzheitliches Management von Hashimoto erfordert eine Behandlung, die über die Symptome hinausgeht und auch die Ursachen in den Blick nimmt. Ganzheitliche Therapien, wie die Regulationstherapie, die Mikronährstofftherapie sowie der Einsatz von Ölen, Massagen und naturheilkundlichen Mitteln können Ihnen dabei helfen, die Krankheit natürlich auszugleichen und Ihr Wohlbefinden zu verbessern.

Kraft und Resilienz

Trotz der Herausforderungen ist dieses Buch eine Geschichte der Hoffnung und der Stärke der Menschen, die mit Hashimoto leben. Es bietet Einblicke in neue Forschungsansätze und Behandlungsmethoden, die nicht nur Wissen vermitteln, sondern auch praktische Unterstützung geben.

Mit diesem Buch möchte ich Ihnen helfen, ein erfülltes und gesundes Leben zu führen, trotz der Herausforderungen, die Hashimoto mit sich bringt. Begleiten Sie mich auf dieser wichtigen Reise und entdecken Sie, wie Sie trotz dieser Krankheit ein Leben voller Möglichkeiten führen können.

Markus Grimm

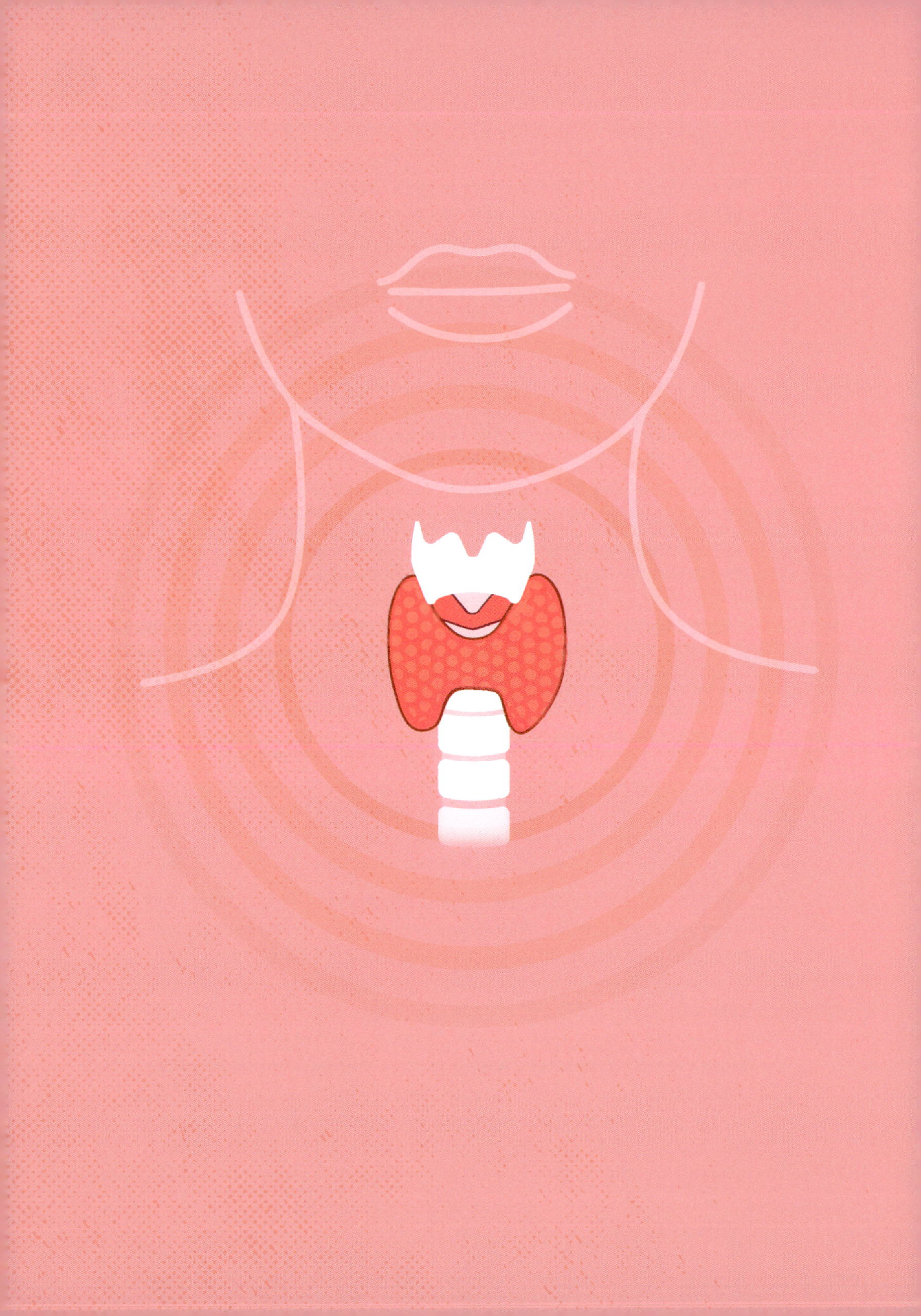

Hashimoto-Thyreoiditis verstehen

Die Schilddrüse wird oft wenig beachtet, dabei steuert sie unseren gesamten Stoffwechsel. Bei Hashimoto-Thyreoiditis ist die Schilddrüsenfunktion gestört.

Schilddrüse – Motor des Stoffwechsels

Die Schilddrüse produziert nicht nur Hormone, sie hat auch Einfluss auf alle wichtigen Funktionen unseres Körpers. Sie ist sozusagen der Motor des Stoffwechsels.

In der Welt der endokrinen Organe, den Drüsen, die Hormone direkt ins Blut abgeben, spielt die Schilddrüse eine herausragende Rolle. Diese Drüsen, einschließlich Zirbeldrüse, Hypothalamus, Hypophyse, Nebennieren, Bauchspeicheldrüse, Nebenschilddrüsen sowie die Gonaden, bilden ein komplexes Netzwerk, das nahezu jede Körperfunktion beeinflusst.

Die wichtigsten Hormondrüsen

Hormondrüsen spielen eine zentrale Rolle für viele lebenswichtige Funktionen unseres Körpers. Von Stoffwechsel und Stressreaktion über Wachstum und Entwicklung bis hin zu Fortpflanzung und Schlaf-Wach-Rhythmus – all diese Prozesse werden durch die präzise Steuerung der Hormondrüsen orchestriert.

Zirbeldrüse

Diese kleine Drüse im Zentrum des Gehirns steuert durch die Produktion von Melatonin den Schlaf-Wach-Rhythmus. Melatonin wird oft als »Schlafhormon« bezeichnet, weil seine Produktion durch Dunkelheit stimuliert und durch Licht gehemmt wird. Es hilft dem Körper zu erkennen, wann es Zeit ist zu schlafen und wann man wach sein sollte.

Hypothalamus

Der Hypothalamus ist das Bindeglied zwischen dem endokrinen System und dem Nervensystem und reguliert grundlegende

Prozesse wie Temperatur, Durst und Hunger. Der Hypothalamus produziert verschiedene Hormone, die die Funktion der Hypophyse steuern und somit indirekt auf andere endokrine Drüsen wirken.

Die wichtigsten Hormone des Hypothalamus:

- **Gonadotropin-Releasing-Hormon (GnRH):** stimuliert die Ausschüttung von FSH und LH in der Hypophyse
- **Thyreotropin-Releasing-Hormon (TRH):** stimuliert die Ausschüttung von TSH in der Hypophyse
- **Corticotropin-Releasing-Hormon (CRH):** stimuliert die Ausschüttung von ACTH in der Hypophyse
- **Growth Hormone-Releasing-Hormon (GHRH):** stimuliert die Ausschüttung vom Wachstumshormon (GH) in der Hypophyse
- **Somatostatin:** hemmt die Ausschüttung vom Wachstumshormon und von TSH in der Hypophyse
- **Antidiuretisches Hormon (ADH) oder Vasopressin:** reguliert den Wasserhaushalt des Körpers und den Blutdruck
- **Oxytocin:** spielt eine wichtige Rolle bei Geburt, Stillen, sozialer Bindung

Hypophyse

Auch bekannt als die »Chef- oder Meisterdrüse«, spielt die Hypophyse eine zentrale Rolle im Hormonsystem. Sie reguliert andere Drüsen durch die Ausschüttung verschiedener Hormone. Dazu gehört das Thyreoidea-stimulierende Hormon (TSH), das die Schilddrüsenfunktion anregt. Weiterhin setzt sie das Adrenocorticotrope Hormon (ACTH) frei, das die Produktion des Stresshormons Cortisol in den Nebennieren fördert. Das luteinisierende Hormon (LH) trägt bei Frauen zum Eisprung bei und unterstützt die Gesundheit der Eierstöcke, während das Follikel-stimulierende Hormon (FSH) für die Eireifung entscheidend ist.

Schilddrüse

Die Schilddrüse ist ein kleines, schmetterlingsförmiges Organ, das direkt unterhalb des Kehlkopfes liegt. Sie produziert lebenswichtige Hormone, die für die Regulierung des Grundumsatzes – also der Rate, mit der unser Körper Energie verbraucht – essenziell sind. Früher ging man davon aus, dass die Schilddrüse hauptsächlich die Hormone Thyroxin (T_4) und Trijodthyronin (T_3) produziert. Neuere Forschungsergebnisse deuten jedoch darauf hin, dass die Schilddrüse eine weitaus größere Vielfalt an jodhaltigen Hormonen herstellt. Wissenschaftler gehen derzeit von bis zu 30 verschiedenen jodhaltigen Schilddrüsenhormonen aus, deren genaue Funktionen noch nicht vollständig erforscht sind. Diese Entdeckung unterstreicht die Komplexität und Bedeutung der Schilddrüse für den menschlichen Stoffwechsel und eröffnet neue Perspektiven für die Diagnose und Behandlung von Schilddrüsenerkrankungen. Im Kapitel »Dirigent von vielfältigen Instrumenten« (Seite 25) werden wir uns eingehender mit diesen rund 30 Schilddrüsenhormonen und ihrer potenziellen Bedeutung befassen.

Nebenschilddrüsen

Am Schilddrüsengewebe liegen die Nebenschilddrüsen, vier kleine Drüsen, die das Parathormon freisetzen, das den Kalziumspiegel im Blut reguliert.

Nebennieren

Die Nebennieren befinden sich über den Nieren und produzieren eine Vielzahl von lebenswichtigen Hormonen. Dazu gehören in erster Linie die Stresshormone Cortisol, Adrenalin und Noradrenalin. Cortisol reguliert den Stoffwechsel und bereitet den Körper auf Belastungen vor, während Adrenalin und Noradrenalin Herzfrequenz und Blutdruck erhöhen, um schnelle Reaktionen zu ermöglichen. Die Nebennieren produzieren nicht nur Stresshormone, sondern auch geringe Mengen an Geschlechtshormonen wie Progesteron, Östrogen und Testosteron. Mit Beginn der Pubertät übernehmen jedoch die Geschlechtsdrüsen – Hoden bei Männern und Eierstöcke bei Frauen – die Hauptaufgabe der Geschlechtshormonproduktion. Dort werden sie in großen Mengen gebildet und sind maßgeblich an der Entwicklung und Aufrechterhaltung der Geschlechtsmerkmale beteiligt. Bei Frauen regulieren sie zusätzlich den Menstruationszyklus und unterstützen eine Schwangerschaft.

Obwohl die Geschlechtsdrüsen die Hauptproduzenten sind, stellen die Nebennieren lebenslang geringe Mengen an Geschlechtshormonen her, insbesondere Progesteron, das als Ausgangsstoff für das Stresshormon Cortisol dient. Anhaltender Stress kann zu einem Progesteronmangel führen, da vermehrt Progesteron in Cortisol umgewandelt wird. Besonders Frauen können dadurch Beschwerden wie Zyklusstörungen, prämenstruelles Syndrom (PMS), polyzystisches Ovarialsyndrom (PCOS), Müdigkeit, Stimmungsschwankungen, Reizbarkeit und verringerten Sexualtrieb entwickeln.

Die Nebennieren und ihre Hormone spielen somit nicht nur eine Rolle bei der Stressbewältigung und körperlichen Leistungsfähigkeit, sondern tragen auch zum hormonellen Gleichgewicht im Körper bei.

Bauchspeicheldrüse

Die Bauchspeicheldrüse ist ein lebenswichtiges Organ, das sowohl endokrine als auch exokrine Funktionen erfüllt. »Endokrin« bedeutet, dass sie Hormone wie Insulin und Glukagon direkt ins Blut abgibt, um den Blutzuckerspiegel zu regulieren. »Exokrin« heißt, dass sie Verdauungsenzyme über spezielle Gänge in den Dünndarm abgibt. Zu diesen Enzymen gehören beispielsweise Amylase, die Kohlenhydrate abbaut, und Lipase, die Fette spaltet. Diese Enzyme unterstützen die Verdauung, indem sie Nährstoffe aus der Nahrung aufschließen. Durch ihre duale Funktion spielt die Bauchspeicheldrüse eine zentrale Rolle sowohl bei der Regulierung des Blutzuckerspiegels als auch bei der Verdauung.

Gonaden

Die Geschlechtsdrüsen – Eierstöcke bei Frauen und Hoden bei Männern – produzieren Steroidhormone wie Östrogene, Gestagene und Androgene. Diese Hormone beeinflussen Fortpflanzung und sekundäre Geschlechtsmerkmale. Obwohl alle Steroidhormone in beiden Geschlechtern vorkommen, unterscheiden sich die Mengen. Bei Frauen dominieren Östrogene (vor allem Estradiol) und das Progesteron. Sie regulieren den Menstruationszyklus und die Entwicklung weiblicher Merkmale. Bei Männern ist das Androgen Testosteron vorherrschend, das für männliche Merkmale wie Muskelaufbau und tiefere Stimme verantwortlich ist. Aufgrund dieser Unterschiede spricht man oft vereinfacht von »weiblichen«

Die Hormondrüsen bilden ein komplexes Netzwerk und beeinflussen nahezu jede Körperfunktion.

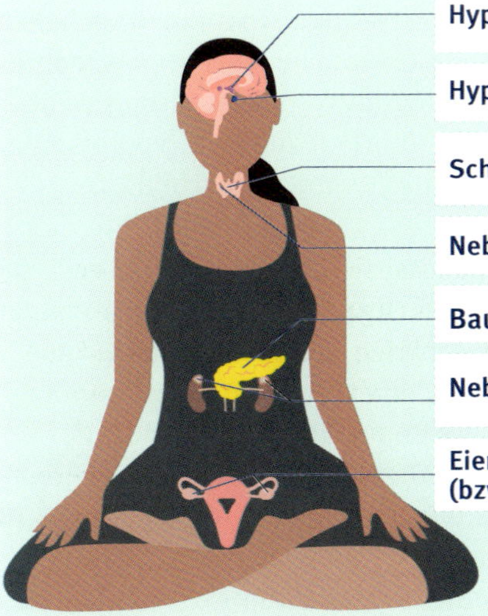

HORMONDRÜSE	HORMON
Hypothalamus	GnRH, TRH, CRH, GHRH, Somatostatin, ADH, Oxytocin
Hypophyse	TSH, ACTH, LH, FSH
Schilddrüse	T4, T3, T2 und weitere 24 bekannte Schilddrüsenhormone
Nebenschilddrüsen	Parathormon
Bauchspeicheldrüse	Insulin, Glukagon
Nebennieren	Cortisol, Adrenalin, Noradrenalin
Eierstöcke (bzw. Hoden)	Östrogene, Progesteron (bzw. Testosteron)

und »männlichen« Hormonen. Dennoch spielen alle Steroidhormone in beiden Geschlechtern eine Rolle. Ein ausgewogenes Verhältnis ist für die Gesundheit entscheidend, denn Störungen des hormonellen Gleichgewichts können zu gesundheitlichen Problemen führen.

Schilddrüse – die Königin der Hormondrüsen

Die Schilddrüse, thront unterhalb des Kehlkopfes und wird oft als Königin der Hormondrüsen bezeichnet. Ihre einzigartige Anatomie erinnert an die Flügel eines Schmetterlings: Zwei Lappen umschließen sanft die Luftröhre und vereinen sich in der Mitte durch eine schmale Gewebsbrücke, den Isthmus, zu einer harmonischen Einheit. Diese besondere Anordnung im Zentrum der Sprachbildung, direkt unterhalb des Kehlkopfs und vor der Luftröhre, unterstreicht die symbolische Bedeutung der Schilddrüse für Kommunikation und Selbstausdruck.

Die Schilddrüse wird oft als »Schmetterlingsorgan« bezeichnet, was ihre Form und ihre zentrale Rolle in unserem Körper widerspiegelt. Sie beeinflusst maßgeblich unsere Stoffwechselprozesse durch ihre etwa 30 verschiedenen jodhaltigen Hormone, die alle wichtigen Aspekte des menschlichen Stoffwechsels beeinflussen. Diese Hormone, vor allem Dijodthyronin (T_2), Trijodthyronin (T_3) und Thyroxin (T_4), sind entscheidend für die Regulation des Stoffwechsels, das Wachstum, den Herzrhythmus, die Körpertemperatur, den Kalziumhaushalt und viele weitere Prozesse. Nahezu jeder Aspekt des menschlichen Körpers wird durch die Schilddrüsenhormone beeinflusst.

Neben der Schilddrüse befinden sich die Nebenschilddrüsen, die das Parathormon ausscheiden. Dieses Hormon spielt eine wichtige Rolle in der Regulation des Kalzium- und Phosphatstoffwechsels im Blut, indem es die Kalziumfreisetzung aus den Knochen erhöht, die Rückgewinnung von Kalzium in den Nieren fördert und die Aufnahme von Kalzium im Darm unterstützt.

Die Schilddrüse ist auch ein wichtiger Akteur in der Immunantwort des Körpers. Sie beherbergt Lymphozyten, die an der Entwicklung von Autoimmunerkrankungen wie Hashimoto-Thyreoiditis beteiligt sind. Diese Krankheit, bei der das Immunsystem irrtümlich Schilddrüsengewebe angreift, führt oft zu einer Hypothyreose, einer Unterfunktion der Schilddrüse.

Die Schilddrüse ist also mehr als nur eine Hormondrüse; sie ist ein entscheidender Akteur im Orchester des menschlichen Körpers. Ihre Gesundheit und Funktion beeinflussen den Gesamtzustand des gesamten Organismus, wodurch ihre Überwachung und Pflege essenziell für das allgemeine Wohlbefinden sind. Ohne eine angemessene Funktion dieser Drüse kann der Körper nicht effizient arbeiten.

Wie hängen Schilddrüse und Verdauungsorgane zusammen?

Die Schilddrüse und die Verdauungsorgane haben ihren Ursprung im Entoderm, einem der drei primären Keimblätter, aus denen sich der Embryo entwickelt. Das Entoderm ist vorrangig für die Bildung von Organen verantwortlich, die direkt an der Aufnahme und Verarbeitung von Nährstoffen beteiligt sind, wie etwa Teile des Verdauungstraktes, aus ihm geht aber auch die Schilddrüse hervor. Sie ist zwar primär für die Regulierung des Stoffwechsels durch Hormonproduktion zuständig und nicht direkt an der Nährstoffverarbeitung beteiligt, jedoch kann die gemeinsame embryonale Herkunft mit den Verdauungsorganen erklären, warum Funktionsstörungen eines dieser Systeme oft Auswirkungen auf das andere haben. Das wird besonders deutlich bei Erkrankungen wie der Hashimoto-Thyreoiditis, einer Autoimmunerkrankung der Schilddrüse, die häufig mit Verdauungsbeschwerden oder Autoimmungastritis einhergeht.

Die Schilddrüse besteht aus zwei Lappen, die sich wie Flügel um die Luftröhre legen und durch eine schmale Gewebsbrücke, den Isthmus, verbunden sind.

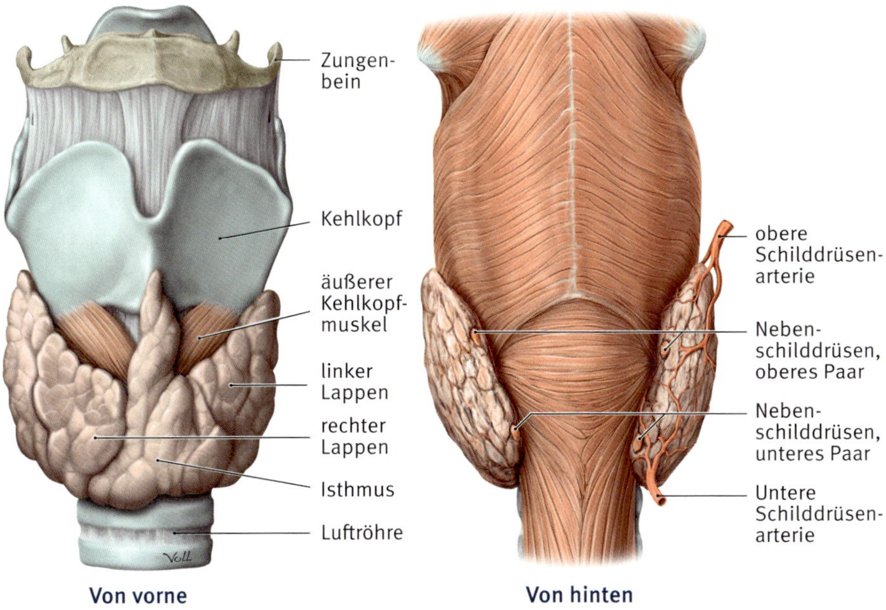

Aus: Schünke M, Schulte E, Schumacher U: Prometheus LernAtlas der Anatomie. Illustrationen von Voll M und Wesker K. 6. Auflage. Stuttgart: Thieme; 2022

Verbindung zwischen Lunge, Darm und Schilddrüse

Die Lunge und der Darm, die ebenfalls aus dem Entoderm entstehen, teilen eine entwicklungsbedingte Verbindung mit der Schilddrüse. Aufgrund dieser gemeinsamen Herkunft können Darmprobleme wie unausgeglichene Darmflora oder Leaky-Gut-Syndrom zu respiratorischen Symptomen führen. Typische Anzeichen hierfür sind eine häufig verstopfte Nase, besonders morgens und abends, Nasennebenhöhlenentzündungen, erhöhte Anfälligkeit für Infektionen im Atmungstrakt, vermehrte Schleimbildung sowie Asthma und allergische Reaktionen.

Folgen für die Schilddrüsenfunktion

Ein Ungleichgewicht in der Darmflora, das sich durch Symptome wie Blähungen, Magendruck und ein ständiges Völlegefühl äußern kann, deutet oft auf eine beeinträchtigte Funktion des darmassoziierten Immunsystems hin und kann zum Leaky-Gut-Syndrom führen. Solche Schäden an den Darmepithelzellen sind kritisch, weil sie Autoimmunreaktionen auslösen können, die auch die Schilddrüse beeinträchtigen und zu Erkrankungen wie der Hashimoto-Thyreoiditis beitragen. Untersuchungen zeigen, dass viele Personen, die an Hashimoto leiden, sowohl vor als auch nach ihrer Diagnose unter solchen Verdauungsproblemen litten.[1] Diese Beobachtung bestätigt die Bedeutung eines gesunden Verdauungstrakts.

Diese Erkenntnisse decken sich auch mit meinen klinischen Erfahrungen und betonen die Notwendigkeit, die Wechselwirkungen zwischen den Organsystemen zu verstehen. Ein vertieftes Verständnis dieser Zusammenhänge ist entscheidend, um Symptome korrekt zu interpretieren und ganzheitliche therapeutische Ansätze gezielt einzusetzen. In Kapitel »Ganzheitliche Behandlungsansätze« (Seite 70) werden wir diese Verbindungen noch genauer beleuchten und erläutern, warum eine intakte Verdauungsfunktion essenziell für die Schilddrüsengesundheit ist.

Schilddrüse und Emotionen

Die Schilddrüse spiegelt nicht nur unsere körperliche Verfassung wider, sondern hängt auch eng mit unseren Emotionen zusammen. Ihre Rolle bei der Regulation unserer Lebensenergie wird besonders in Phasen der Über- oder Unterfunktion sichtbar, offenbart jedoch auch in bestimmten Lebensphasen ihre tiefere Bedeutung.

Ein solcher Lebensabschnitt ist die Zeit zwischen dem 9. und 15. Lebensjahr, bekannt als die Rubikonphase in der anthroposophischen Medizin. Diese Phase ist geprägt von einer hormonellen Neukalibrierung und der Entwicklung des Geschlechts, eine Zeit, in der das Kind beginnt, sich selbst und seine Rolle in der Welt zu hinterfragen. »Wer bin ich?«,

»Was macht mich aus?« und »Wie werde ich von anderen gesehen?« sind nur einige der tiefgründigen Fragen, die in dieser entscheidenden Periode aufkommen.

Diese Phase der Selbstfindung und Identitätsbildung ist nicht nur eine Zeit des körperlichen und geistigen Wachstums, sondern auch eine Zeit, in der die emotionale Unterstützung durch die Familie von unschätzbarem Wert ist. Ein stabiles, liebevolles Umfeld gibt dem Kind die Anerkennung und Sicherheit, die es braucht, um seine Persönlichkeit gesund zu entwickeln. Fehlt diese Unterstützung, können chronische Sorgen und Stress die empfindliche Balance der Schilddrüsenfunktion stören und den Grundstein für Erkrankungen wie die Hashimoto-Thyreoiditis legen.

Auch dramatische Veränderungen wie ein Wohnortwechsel, Schulwechsel oder familiärer Zwist können tiefgreifende Spuren in der psychischen Landschaft eines Kindes hinterlassen und zu dauerhaften Veränderungen in der Schilddrüsenaktivität führen. Bei der Autoimmunerkrankung Basedow-Krankheit, einer Form der Schilddrüsenüberfunktion, kann der plötzliche Verlust von Geborgenheit – etwa durch den Tod eines Elternteils oder eine Trennung – eine ähnlich tiefgehende Wirkung haben. Diese emotionalen Erschütterungen hinterlassen bleibende Eindrücke im unbewussten Teil der Psyche und können so langfristige Auswirkungen auf die körperliche und geistige Gesundheit haben.

Energetische Verbindung von Schilddrüse und Verdauung

In der ayurvedischen Medizin wird die Verbindung zwischen dem Halschakra (Vishuddha, das fünfte Energiezentrum) und dem Solarplexuschakra (Manipura, das dritte Energiezentrum) schon seit jeher betont. Diese beiden Chakren spielen eine entscheidende Rolle bei der persönlichen Entfaltung und dem Ausdruck des Selbst.

Das Solarplexuschakra ist zentral für die Entwicklung von Selbstbewusstsein und innerer Stärke, was wiederum unerlässlich ist, um eigene Wahrheiten und Gedanken durch das Halschakra klar und authentisch kommunizieren zu können. Ein starkes Solarplexuschakra unterstützt die Fähigkeit, sich kraftvoll und konsequent durch das Halschakra auszudrücken, während das Halschakra dazu beiträgt, eigene Überzeugungen und Gefühle deutlich und eindrucksvoll zu artikulieren.

Ein harmonisch funktionierendes Halschakra ermöglicht eine klare und freie Ausdrucksweise und hilft, die Authentizität in der Kommunikation zu wahren. Störungen in diesem Bereich können daher ein Indikator für eine Schilddrüsendysfunktion sein, die sowohl Über- als auch Unterfunktionen einschließen kann.

Redewendungen wie »Das schlägt mir auf den Magen«, »Mir stehts bis zum Hals« oder »Ich habe so einen dicken Hals!« spiegeln auch in unserem Kulturkreis die tiefe Verbindung und die enge Beziehung zwischen Verdauungstrakt und Schilddrüse wider. Diese tiefgreifenden Zusammenhänge zwischen unserer emotionalen Welt und der Schilddrüsenfunktion verdeutlichen, wie eng unsere körperliche Gesundheit mit unserem emotionalen Wohlbefinden verknüpft ist. Die Schilddrüse symbolisiert eindrucksvoll die Einheit von Körper und Seele, deren Gleichgewicht für unsere Gesundheit essenziell ist.

Aus meiner Erfahrung wird dieser Aspekt in der Diagnostik und Behandlung von Schilddrüsenstörungen oft vernachlässigt, obwohl er in der Frage »Warum habe ich eigentlich Hashimoto bekommen?« einen bedeutenden Faktor darstellen kann. Menschen, die gelernt haben, ihr Inneres nach außen zu tragen und zu kommunizieren, zeigen seltener Schilddrüsenfunktionsstörungen. Diese Beobachtung basiert auf tausenden Patientenfällen, die ich in ihrem Heilungsprozess der Schilddrüse begleiten durfte.

Die Frage nach dem Warum

Eine Frage, die mir Betroffene im Laufe der Jahre immer wieder gestellt haben und die häufig unbeantwortet bleibt, lautet: »Warum habe ich Hashimoto bekommen?« Diese Frage ist durchaus berechtigt, aber nicht leicht zu beantworten, da viele Faktoren eine Rolle spielen können. Neben den bereits erwähnten emotionalen Einflüssen zählen dazu unter anderem Rauchen, virale Infektionen, die Antibabypille, Medikamente, Ernährungsgewohnheiten, Dauerstress, Bewegungsmangel, Umweltgifte, Zahnherde, Strahlung und chronische Entzündungen.

Vielleicht liegt genau darin der Grund, warum Betroffene auf ihre Frage häufig keine Antworten erhalten. Doch gerade hinter dieser Frage steckt oft der Wunsch der Betroffenen, herauszufinden, was sie selbst tun können, um ihre Heilung zu unterstützen oder – bei einer familiären Vorbelastung – das Auftreten von Hashimoto oder anderen Schilddrüsenstörungen zu vermeiden.

Ich möchte hier die wichtigsten Risikofaktoren aufzeigen und erklären, warum diese die Gesundheit der Schilddrüse maßgeblich beeinträchtigen können.

Warum ist Rauchen schädlich für die Schilddrüse?

Rauchen hat viele negative Auswirkungen auf die Gesundheit, und die Schilddrüse ist keine Ausnahme. Studien haben gezeigt, dass Rauchen das Risiko für die Entwicklung von Schilddrüsenerkrankungen erhöht, insbesondere von Morbus Basedow und Knotenstruma. Das liegt an den zahlreichen giftigen Chemikalien im Zigarettenrauch. Thiocyanat, ein Abbauprodukt von Zigarettenrauch, hemmt die Aufnahme von Jod in die Schilddrüse und stört so die Produktion von Schilddrüsenhormonen. Zudem können die freien Radikale aus dem Rauch die Schilddrüsenzellen direkt schädigen und Entzündungsprozesse auslösen.[2]

Wie macht Dauerstress die Schilddrüse krank?

Chronischer Stress ist einer der größten Feinde der Schilddrüse. Dauerhafter Stress führt zu einer konstant erhöhten Ausschüttung von Cortisol, dem Stresshormon. Hohe Cortisolspiegel können die Funktion der Hypothalamus-Hypophysen-Schilddrüsen-Achse (HPA-Achse) stören, die die Produktion und Freisetzung von Schilddrüsenhormonen reguliert. Das kann die Umwandlung von T_4 in das aktive T_3 blockieren und zu einer Hypothyreose führen. Zudem schwächt chronischer Stress das Immunsystem, was Autoimmunerkrankungen wie die Hashimoto-Thyreoiditis begünstigen kann. Eine geschwächte Immunabwehr durch Dauerstress kann ebenfalls dazu führen, dass Viren und andere Krankheitserreger leichter die Schilddrüse angreifen.[3]

Wie stört die Antibabypille die Schilddrüse?

Hormonelle Verhütungsmittel, insbesondere die Antibabypille, wirken sich deutlich auf das hormonelle Gleichgewicht im weiblichen Körper aus. Die in der Pille enthaltenen Substanzen sind keine natürlichen Hormone, sondern Stoffe, die Hormonrezeptoren besetzen. Die einzigen Hormone, die identisch mit denen des Körpers sind und somit als »bioidentisch« bezeichnet werden, sind solche, die exakt die gleiche chemische Struktur wie die natürlichen Hormone aufweisen. Die meisten Formen der Antibabypille kombinieren Östrogene und synthetisch hergestellte Gestagene, die dem natürlichen Hormon Progesteron ähneln, aber eine synthetische Struktur aufweisen. Durch die Einnahme der Pille wird der natürliche Eisprung unterdrückt und das hormonelle Gleichgewicht so modifiziert, dass die für den Zyklus charakteristischen hormonellen Schwankungen unterbleiben und ein konstanter Hormonspiegel aufrechterhalten wird.

Neben der Kombinationspille gibt es Verhütungsmittel, die lediglich Gestagene enthalten, wie die Minipille, die Dreimonatsspritze und das Hormonstäbchen. Diese Präparate sorgen dafür, dass der Zervixschleim, der normalerweise während der fruchtbaren Tage verflüssigt wird, um Spermien den Durchgang zu ermöglichen, zäh und undurchlässig bleibt. Zudem verhindern sie den typischen Aufbau der Gebärmutterschleimhaut, was eine Einnistung einer befruchteten Eizelle unwahrscheinlich macht, sollte es dennoch zur Befruchtung kommen.

Die hormonelle Umstellung durch die Einnahme dieser Verhütungsmittel kann diverse Nebenwirkungen mit sich bringen, darunter:

- Gewichtszunahme
- Müdigkeit
- Kopfschmerzen
- Übelkeit
- Schlafstörungen
- Durchblutungsstörungen
- Herz-Kreislauf-Erkrankungen
- Stimmungsschwankungen
- Spannungsgefühl in den Brüsten
- Trockenheit der Scheide
- Scheideninfektionen
- verminderte Libido
- mangelnde Schilddrüsenhormonleistung

Die Einnahme der Pille beeinflusst auch den Testosteronspiegel. Durch die erhöhten Mengen von synthetischen Hormonen in der Pille steigt die Produktion von Sexualhormon-bindendem Globulin (SHBG) in der Leber. SHBG bindet an Testosteron und macht es somit für den Körper weniger verfügbar. Dies kann zu einer Reduktion der Libido und anderen Symptomen führen, die mit niedrigen Testosteronwerten assoziiert sind.[4] Da eine Schwangerschaft Stress bedeutet, auch als Reaktion auf einen möglichen Testosteronmangel, reagiert der Körper als Gegenregulation, um die »Homöostase« zu bewahren, mit der Erhöhung des Cortisolspiegels.[5] Diese Anpassung hat weitreichende Auswirkungen auf die gesamte Hormon- und Stoffwechsellage des Körpers. Eine erhöhte Cortisolkonzentration kann im zellulären Milieu zu einer katabolen Stoffwechselstörung führen. Das bedeutet, dass der Körper beginnt, mehr Energie aus dem Abbau von Gewebe, insbesondere Muskelgewebe, zu gewinnen, was die Stoffwechsellage negativ beeinflussen kann.

Eine zusätzliche, ernährungsbedingte Belastung durch kohlenhydratreiche Lebensmittel wie Getreide, Kartoffeln, Nudeln, Reis und Fertigprodukte kann den katabolen Effekt verstärken. Dieser Effekt wird durch anhaltenden Stress noch weiter intensiviert. Infolgedessen kann es zu einem Zustand des Hypercortisolismus kommen, bei dem ein Übermaß an Cortisol den Körper überflutet.

Hypercortisolismus beschreibt eine Situation, in der die Stresshormone im Körper übermäßig präsent sind, was verschiedene gesundheitliche Probleme nach sich ziehen kann wie Stammfettsucht, Stiernacken, Schwangerschaftsstreifen (Striae rubare), Diabetes, Bluthochdruck, Menstruationsstörungen, PCOS, Haarausfall, Muskelschwäche und vieles mehr.

Als physiologische Reaktion auf erhöhte Cortisolspiegel produziert der Körper vermehrt Reverse T_3 (rT_3), ein Hormon, das dazu dient, eine Überstimulation des Stoffwechsels zu verhindern.[6] Diese Anpassung soll das System vor einer Überlastung schützen, führt jedoch zu einer verringerten Effizienz der Energiebereitstellung durch die Mitochondrien. Das Resultat ist oft eine Symptomatik, die der einer Schilddrüsenunterfunktion ähnelt, einschließlich Müdigkeit und Schwierigkeiten bei der Gewichtskontrolle.

Welche Medikamente stören noch die Schilddrüse?

Weitere Medikamente können die Funktion der Schilddrüse beeinträchtigen, zum Beispiel:

Amiodaron: Ein Medikament zur Behandlung von Herzrhythmusstörungen, das hohe Jodmengen enthält und sowohl eine Über- als auch eine Unterfunktion der Schilddrüse auslösen kann.

Lithium: Wird zur Behandlung von bipolaren Störungen eingesetzt und kann die Schilddrüsenfunktion beeinträchtigen, was zu einer Unterfunktion führen kann.

Glukokortikoide: Diese entzündungshemmenden Medikamente können die Hormonproduktion der Schilddrüse hemmen und so deren Funktion beeinträchtigen.[7]

Vegane Ernährung und Schilddrüsengesundheit

Eine vegane Ernährung kann für die Schilddrüse problematisch sein, insbesondere in Bezug auf die Zufuhr von Eisen. Eisen ist ein essenzieller Bestandteil der Thyreoperoxidase (TPO), einem Enzym, das für die Produktion von Schilddrüsenhormonen notwendig ist.

Es gibt zwei Formen von Eisen in der Ernährung: Häm-Eisen und Nicht-Häm-Eisen. Häm-Eisen, das in tierischen Produkten vorkommt, wird vom Körper wesentlich effizienter aufgenommen als Nicht-Häm-Eisen aus pflanzlichen Quellen. Die Bioverfügbarkeit von Häm-Eisen ist zwei- bis dreimal höher als die von Nicht-Häm-Eisen, was bedeutet, dass der Körper Häm-Eisen viel besser verwerten kann.

Ein Eisenmangel kann die Aktivität der TPO beeinträchtigen und somit die Produktion von T_3 und T_4 reduzieren, was zu einer Hypothyreose führen kann. Menschen, die sich vegan ernähren, können ausreichende Mengen an Eisen zu sich nehmen, aber das erfordert sorgfältige Planung und möglicherweise Nahrungsergänzungsmittel, die reich an Vitamin C sind. Vitamin C verbessert die Aufnahme und Umwandlung von Nicht-Häm-Eisen im Stoffwechsel.[8]

Wie machen Viren die Schilddrüse krank?

Viren können die Schilddrüse schädigen, indem sie Entzündungen und Autoimmunreaktionen auslösen. Besonders häufig werden das Epstein-Barr-Virus (EBV), Coronaviren und Coxsackieviren mit Schilddrüsenerkrankungen in Verbindung gebracht.

Das Epstein-Barr-Virus (EBV): gehört zur Familie der Herpesviren und bleibt nach der Erstinfektion lebenslang im Körper. Es wird hauptsächlich durch Speichelkontakt übertragen. Nach der Erstinfektion verbleibt das Virus in einer ruhenden Form in den B-Lymphozyten, einer Art weißer Blutkörperchen, und kann durch Stress, ein schwaches Immunsystem oder andere Infektionen wieder aktiviert werden. Eine Reaktivierung des Epstein-Barr-Virus (EBV) birgt das Risiko, dass das Immunsystem die körpereigenen Schilddrüsenzellen angreift, was zur Entwicklung einer Hashimoto-Thyreoiditis führen kann. Zusätzlich besteht die Möglichkeit einer virusinduzierten Schilddrüsenentzündung, die eine vorübergehende Überfunktion der Schilddrüse zur Folge haben könnte.

Coronaviren: Das SARS-CoV-2-Virus, das COVID-19 verursacht, kann die Schilddrüsenzellen direkt infizieren. Eine Infektion kann eine übermäßige Immunreaktion auslösen, die zu Entzündungen im ganzen Körper führt und auch die Schilddrüse betrifft. Es gibt auch Berichte über neue Autoimmunerkrankungen der Schilddrüse nach COVID-19-Infektionen. Zudem häufen sich Berichte über neue Schilddrüsen-Autoimmunerkrankungen nach COVID-19-Infektionen und -Impfungen.

Coxsackieviren, die oft Kinderkrankheiten wie die Hand-Fuß-Mund-Krankheit verursachen, können die Schilddrüsenzellen direkt infizieren und schädigen, was zu einer akuten Entzündung der Schilddrüse führt. Diese Viren können auch Autoimmunreaktionen fördern, die zu Hashimoto-Thyreoiditis führen können.

Warum ist Schilddrüsengewebe anfällig für Viren?

Die hohe Durchblutung der Schilddrüse und die Vielzahl von Immunzellen machen sie anfällig für virale Infektionen. Bestimmte Strukturen auf den Schilddrüsenzellen, wie der ACE2-Rezeptor, erleichtern es Viren wie SARS-CoV-2, in die Zellen einzudringen.

Viren können die Schilddrüse durch direkte Infektion, Entzündungen und Autoimmunreaktionen schädigen. Besonders das Epstein-Barr-Virus, Coronaviren und Coxsackieviren beeinflussen die Schilddrüsengesundheit negativ.[9]

Strahlung und die Schilddrüse

Zwei bedeutende Studien haben die Auswirkungen von Handystrahlung und Bluetooth auf die Schilddrüsengesundheit untersucht. Die Forschung zeigt, dass die Exposition gegenüber diesen Strahlungsarten zu Veränderungen im Schilddrüsenhormonspiegel führen kann.

Veränderungen der Schilddrüsenhormone: Eine Studie von Alkayyali und anderen fand 2021 heraus, dass Radiofrequenzstrahlung, die von Mobiltelefonen und anderen Geräten ausgesendet wird, einen Anstieg von Thyroxin (T_4) und eine Abnahme von Thyreotropin (TSH) bewirken kann. Diese hormonellen Veränderungen können die Schilddrüsenfunktion beeinträchtigen und langfristig das Risiko für Schilddrüsenerkrankungen wie Hashimoto erhöhen.[10]

Erhöhtes Risiko bei Kindern: Eine weitere Studie aus dem Jahr 2019 von Butler zeigte, dass Kinder, die regelmäßig Hochfrequenzstrahlung ausgesetzt sind, ein höheres Risiko für Schilddrüsenerkrankungen haben. Diese Ergebnisse sind besonders besorgniserregend, weil die Schilddrüse eine entscheidende Rolle im Wachstum und in der Entwicklung spielt.[11] Aus diesem Grund empfehle ich meinen Patienten und Patientinnen, den Einsatz von Bluetoothkopfhörern zu vermeiden und lieber mit Freisprecheinrichtung oder mit kabelgebundenen Kopfhörern zu telefonieren.

Weitere Risikofaktoren

Zusätzlich zu den genannten Faktoren gibt es noch weitere Aspekte, die die Gesundheit der Schilddrüse beeinträchtigen können:

Bewegungsmangel: Ein Mangel an körperlicher Aktivität kann die Entstehung von Hashimoto-Thyreoiditis begünstigen. Bewegungsmangel führt zu einer schlechten Durchblutung und einem geschwächten Immunsystem, was Autoimmunerkrankungen fördern kann. Regelmäßige Bewegung stärkt hingegen das Immunsystem und kann entzündliche Prozesse im Körper reduzieren. Vor allem häufiges langes Sitzen und die mangelnden Zugbewegungen im westlichen Alltag, wie zum Beispiel das Heben oder Ziehen von Gegenständen oder Klettern, bringen sehr viel Stress auf den Schulter-Nacken-Bereich und über die Faszienzüge auch auf die Schilddrüse. In der Praxis klagen viele von Hashimoto Betroffene über chronische Nackenschmerzen.

Umweltgifte: wie Schwermetalle, Pestizide und industrielle Chemikalien sind bedeutende Risikofaktoren für Hashimoto. Diese toxischen Substanzen können die Schilddrüse direkt schädigen und das Immunsystem dazu bringen, die Schilddrüsenzellen anzugreifen. Studien zeigen, dass insbesondere Blei und Quecksilber im Zusammenhang mit autoimmunen Schilddrüsenerkrankungen stehen.

Zahnherde: Chronische Entzündungen, die von Zahnherden ausgehen, können ebenfalls das Risiko für Hashimoto erhöhen. Zahnherde wie nicht behandelte Karies oder Entzündungen im Kieferbereich setzen kontinuierlich Bakterien und Giftstoffe frei, die das Immunsystem belasten und Autoimmunreaktionen fördern können.

Chronische Entzündungen: Dauerhafte Entzündungen im Körper erhöhen generell das Risiko für Autoimmunerkrankungen wie Hashimoto. Diese Entzündungen können durch eine Vielzahl von Faktoren verursacht werden, darunter Infektionen, schlechte Ernährung und dauerhafter Stress. Ein dauerhaft entzündeter Zustand kann das Immunsystem überstimulieren, wodurch es beginnt, körpereigene Gewebe anzugreifen. So zeigen Studien, dass etwa 20 bis 30 Prozent der von Hashimoto Betroffenen auch an Autoimmungastritis (A-Gastritis) leiden.[12] Darüber hinaus zeigen viele Patienten und Patientinnen mit Hashimoto häufig Symptome chronischer Verdauungsstörungen wie Nahrungsmittelunverträglichkeiten, Nahrungsmittelallergien und Blähungen.

Diese Risikofaktoren verdeutlichen die Bedeutung eines gesunden Lebensstils und eines bewussten Umgangs mit Umweltgiften, Strahlung und Medikamenten, um die Entstehung von Hashimoto-Thyreoiditis zu vermeiden oder deren Verlauf zu mildern.

Eine Symphonie der Gesundheit

In den Zellen unseres Körpers findet ein ständiges Konzert statt, dirigiert von den Schilddrüsenhormonen. Diese essenziellen Dirigenten steuern jeden Stoffwechselprozess und fungieren als Motoren und Gaspedale, die uns flexibel an wechselnde Umweltbedingungen anpassen. Wie Prof. Dr. Jürgen Schole, Regulationsmediziner, treffend bemerkte: »Gesundheit ist die Fähigkeit zur schnellstmöglichen Anpassung an wechselnde Umweltbedingungen.«[13]

Die Schilddrüsenhormone sind der Schlüssel zu metabolischer Flexibilität, dem Fundament unserer Gesundheit. Lange Zeit beschränkte sich das Verständnis auf die Hypothalamus-Hypophyse-Schilddrüsen-Achse und die Rolle des TSH (Thyreoidea stimulierendes Hormon) bei der Steuerung von Thyroxin (T_4) und Trijodthyronin (T_3). Ein niedriges TSH galt als Zeichen eines Überschusses, ein hohes TSH als Mangel.

Diese vereinfachte Sichtweise entstammt dem 19. Jahrhundert, als die Forschung den Fokus auf TSH und die Umwandlung von T_4 zu T_3 durch die Enzyme Dejodinase Typ 1 (D1) und Typ 2 (D2) legte. Die daraus resultierende LT_4-Monotherapie (L-Thyroxin) bei Schilddrüsenunterfunktion (Hypothyreose) dominiert bis heute die Behandlung.

Doch dieses Modell spiegelt die Komplexität des Schilddrüsenhormonsystems nicht wider. Die Kommunikation zwischen Hormondrüsen und Zellen gleicht eher einer vielschichtigen Symphonie, in der jedes Element eine spezifische Rolle spielt. Diese Symphonie ist das Ergebnis einer Evolution, die vor mindestens 3,5 Milliarden Jahren begann.

Dirigent von vielfältigen Instrumenten

Unsere Schilddrüse gleicht einem geschickten Dirigenten, der mit einem komplexen Orchester die Gesundheit des gesamten Körpers steuert. Anstatt Noten verwendet sie jedoch Jod und Tyrosin, um verschiedene Schilddrüsenhormone zu produzieren, die als Dirigentenstab fungieren und den Stoffwechsel in allen Organen und Geweben regulieren.

Die Schilddrüse nimmt Jod aus der Nahrung auf und verbindet es mit der Aminosäure Tyrosin, um die Grundsubstanz der Schilddrüsenhormone zu bilden. Diese Grundsubstanz wird dann mithilfe von Enzymen, den sogenannten Dejodinasen, in verschiedene Unterformen umgewandelt, die man sich wie die filigranen Untertöne eines Musikstücks vorstellen kann. Diese Untertöne, von denen aktuell etwa 27 bekannt sind, lassen sich in drei Hauptgruppen einteilen:

Thyronine: Diese Gruppe umfasst die bekannten Hormone T_4 (Thyroxin) und T_3 (Trijodthyronin), die lange Zeit als die einzigen relevanten Schilddrüsenhormone galten.

Thyronamine: Diese neuerdings entdeckten Hormone spielen eine wichtige Rolle in der neuronalen Kommunikation und Entwicklung.

Thyroessigsäuren bzw. Thyroacetate: Diese Hormone beeinflussen den Stoffwechsel und die Energieproduktion in verschiedenen Geweben.

Die verschiedenen Schilddrüsenhormone werden in einem fein abgestimmten Zusammenspiel und in ständig wechselnden Mischungen produziert. Diese Mischung, vergleichbar mit einem harmonischen Klangbild, passt sich den aktuellen Bedürfnissen des Körpers an und gewährleistet eine optimale Funktion aller Organe.

Die Vorstellung, dass nur zwei oder drei Schilddrüsenhormone für die Gesundheit verantwortlich sind, ist daher längst überholt. Die Forschung zeigt immer deutlicher, dass die Schilddrüse ein komplexes Orchester mit vielfältigen Instrumenten ist, deren Zusammenspiel für unser Wohlbefinden essenziell ist.[14]

Thyronine: Wichtige Dirigenten im Orchester

Innerhalb des komplexen Orchesters der Schilddrüse spielen die Thyronine eine besonders wichtige Rolle. Diese Gruppe umfasst neun verschiedene Schilddrüsenhormone, die aus zwei miteinander verbundenen Tyrosin-Aminosäuren bestehen und mit Jodatomen ausgestattet sind. Die bekanntesten Dirigenten dieses Orchesters sind Thyroxin (T_4) und Trijodthyronin (T_3), die unseren Stoffwechsel, Wachstum und Entwicklung maßgeblich beeinflussen.

Doch diesem Orchester gehören noch weitere faszinierende Musiker an. Neben T_4 und T_3 und rT_3 gibt es fünf weitere Jodthyronine, die in zwei Kategorien unterteilt werden: Monojodthyronine

Die Gruppe der Thyronine umfasst neun verschiedene Schilddrüsenhormone. Thyroxin (T_4) und Trijodthyronin (T_3) beeinflussen maßgeblich den Stoffwechsel, das Wachstum und die Entwicklung.

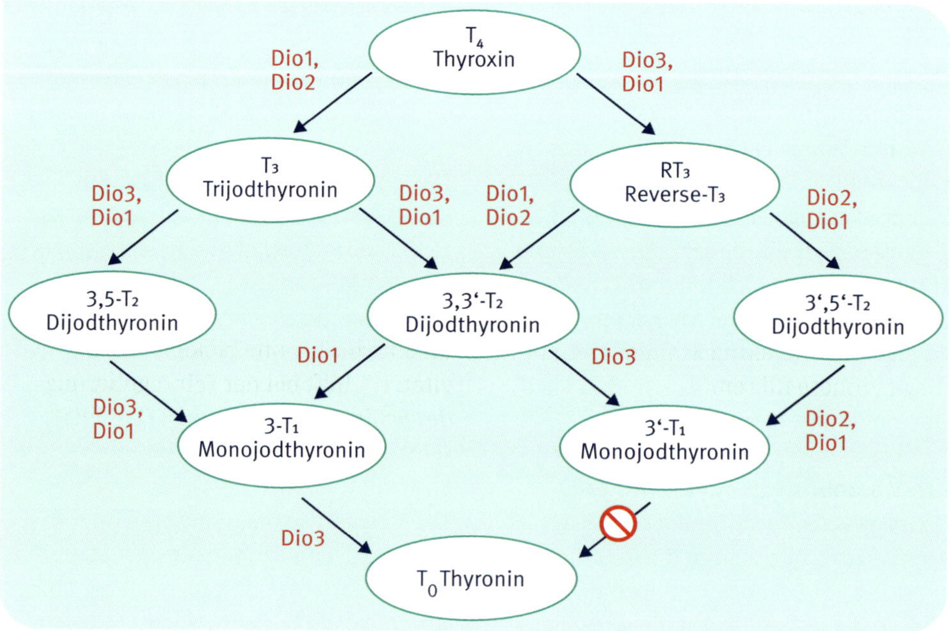

(T_1) und Dijodthyronine (T_2). Jedes dieser Hormone hat seine eigene Funktion.

T_0 – Das Grundgerüst der Thyronine: Ohne direkte Funktion in der Synthese von Schilddrüsenhormonen dient es als Fundament, auf dem die anderen Thyronine aufgebaut werden.

T_1 – Die Monojodthyronine: Davon existieren zwei Varianten (3-T_1 und 3'-T_1), die je ein Jodatom tragen. Lange Zeit wurden sie als Vorstufen der anderen Schilddrüsenhormone angesehen. Jetzt deuten neuere Untersuchungen auf einen möglichen Einfluss auf die Thyreoperoxidase (TPO) hin.[15] Die Thyreoperoxidase (TPO) ist ein Enzym, das in den Follikelzellen der Schilddrüse vorkommt und eine entscheidende Rolle bei der Synthese von Schilddrüsenhormonen spielt. Sie katalysiert die Bindung von Jod an Tyrosin, wodurch die Jodthyronine entstehen. Die Aktivität der TPO wird durch verschiedene Faktoren beeinflusst, darunter Jod- und Eisenmangel. Diese zwei Nährstoffe sind essenziell für die TPO-Aktivität. Ein Eisenmangel kann zu einer verminderten TPO-Aktivität und einer Beeinträchtigung der kompletten Schilddrüsenhormon-Synthese führen.

T_2 – Die Dijodthyronine: Sie umfassen drei Varianten (3,3'-T_2, 3',5'-T_2 und 3,5-T_2) mit jeweils zwei Jodatomen. Die Dijodthyronine spielen eine wichtige Rolle im Stoffwechsel und in der Homöostase der Schilddrüsenhormone.[16]

- **3,5-T_2:** Ein besonders potentes Jodothyronin, das den Energiestoffwechsel ankurbelt und regulierend auf Herz und Hypophyse wirkt, indem es die Ausschüttung von TSH unterdrückt, ohne das Herz-Kreislauf-System zu belasten. Zudem hat es noch viele positive Auswirkungen auf den Fett- und Leberstoffwechsel, indem es überschüssige Fette durch Erhöhung des Grundumsatzes verbrennt.
- **3,3'-T_2 und 3',5'-T_2:** beeinflussen die Stoffwechselrate in bestimmten Geweben, allerdings in geringerem Umfang als 3,5-T_2.

T_3 und T_4 – Die Hauptthyronine:

- **T_3 (Trijodthyronin):** Das aktive Hormon mit der höchsten biologischen Aktivität ist verantwortlich für die meisten Effekte der Schilddrüsenhormone.
- **T_4 (Thyroxin):** Die Hauptform der Schilddrüsenhormone, die im Körper in T_3 umgewandelt wird.

rT_3 – Das inaktive Thyronin: Ist ein Metabolit von T_4 ohne biologische Aktivität. rT_3 hilft bei der Feinregulierung der Schilddrüsenhormone. Das heißt, wird vermehrt T_4 in rT_3 umgewandelt, lässt die Wirkung von T_3 im Stoffwechsel nach.

Dejodinasen: Feinabstimmer der Schilddrüsenhormone

Dejodinasen sind Enzyme, die Jodatome von Schilddrüsenhormonen entfernen können. Sie spielen eine wichtige Rolle bei der Aktivierung und Inaktivierung von Schilddrüsenhormonen und bei der Anpassung der Hormonspiegel an den Bedarf des Körpers.

Es gibt drei Arten von Dejodinasen:

- **D1:** Kommt hauptsächlich in der Leber, den Nieren und der Schilddrüse vor und ist an dem Abbau von T_4 in T_3, T_2, T_1 maßgeblich beteiligt.
- **D2:** Ist in einer Vielzahl von Geweben präsent und spielt ebenfalls eine wichtige Rolle bei der Aktivierung von T_4 zu T_3, aber in geringerem Maße als D1.
- **D3:** Findet sich in der Plazenta, dem Gehirn und der Haut und ist an der Inaktivierung von T_3 in T_2 beteiligt.

Schilddrüsenhormone sind wie ein Pferd: Die Aktivierung von T_4 zu T_3 und T_2 gleicht einem Pferd ohne Zaumzeug, während die Inaktivierung zu rT_3, T_2 und T_1 einem Pferd mit fehlendem Bein ähnelt.

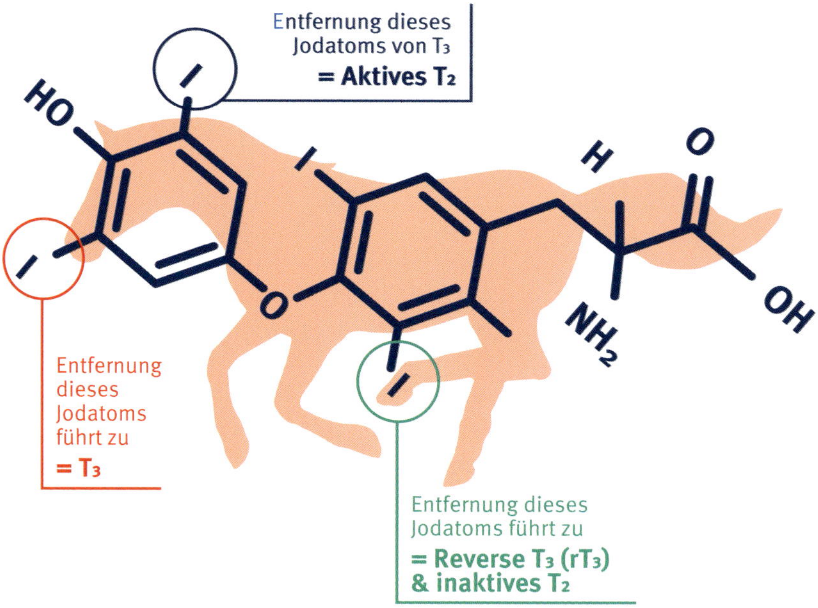

Dejodinasen und ihre Regulation

Dejodinasen sind Enzyme, die Schilddrüsenhormone umwandeln und dabei von Hormonen, genetischen Faktoren und Mikronährstoffen beeinflusst werden. Sie enthalten Selen, weshalb eine ausreichende Selenzufuhr wichtig ist.

Die Schilddrüsenhormone setzen sich aus zwei verbundenen Ringen zusammen, an denen Jodatome angeheftet sind. Abhängig von der Anzahl der Jodatome unterscheidet man zwischen den Hormonen T_1 mit einem Jodatom, T_2 mit zwei, T_3 mit drei und T_4 mit vier Jodatomen. Diese Hormone basieren auf der Aminosäure Tyrosin.

T_4 zu T_3: Eine Dejodinase entfernt ein Jodatom vom äußeren Ring. D1 und D2 führen diese Umwandlung durch, wodurch T_3 aktiv wird und seine volle Wirkung entfalten kann.

T_4 zu rT_3: Ein Jodatom wird vom inneren Ring entfernt, was D1 und D3 machen. rT_3 ist eine inaktive Form des Hormons.

T_3 zu T_2: Diese Umwandlung erfolgt durch D1 und D3.

T_2 zu T_1: Auch diese Umwandlung erfolgt durch D1 und D3.

Stellen Sie sich die Schilddrüsenhormone wie ein Pferd vor (Abbildung Seite 28):

- **Aktivierung (T_4 zu T_3 zu T_2):** Das Entfernen des Zaumzeugs erlaubt dem Pferd, sich frei zu bewegen – T_3 und T_2 werden aktiv.
- **Inaktivierung (T_3 zu rT_3, inaktive T_2 und T_1):** Das Entfernen eines Beins hindert das Pferd am Laufen – diese Formen sind inaktiv.

Die Dejodinasen D1, D2 und D3 arbeiten normalerweise im Gleichgewicht, um gesunde T_3-/T_2-Spiegel aufrechtzuerhalten. Bei Erkrankungen, Mikronährstoffmängeln oder genetischen Veränderungen kann dieses Gleichgewicht gestört sein. Deshalb ist es wichtig, die Schilddrüse ganzheitlich zu betrachten und nicht nur auf TSH und T_4 zu achten.

Thyronamine: eine Schilddrüsenhormonregulation

Die Entdeckung der Thyronamine vor etwa 20 Jahren hat unser Verständnis der Schilddrüsenhormonregulation grundlegend verändert. Diese Gruppe von Verbindungen, die eng mit den bekannten Schilddrüsenhormonen Thyroxin (T_4) und Trijodthyronin (T_3) verwandt sind, weist jedoch eine einzigartige Wirkung auf den Körper auf.

Thyronamine ähneln in ihrer Struktur den Thyroninen, unterscheiden sich jedoch an einem entscheidenden Punkt: Anstatt einer Carboxylgruppe (-COOH) tragen sie eine Aminogruppe ($-NH_2$). Diese scheinbar kleine Veränderung hat weitreichende Folgen für ihre Funktionsweise.

Obwohl die genaue Entstehung der Thyronamine noch nicht vollständig geklärt ist, gibt es Hinweise darauf, dass sie zumindest teilweise in der Schilddrüse gebildet werden. Darüber hinaus wurden Thyronamine auch in anderen Organen wie dem Herzen, der Leber, der Bauchspeicheldrüse und dem Gehirn nachgewiesen. Das deutet darauf hin, dass sie möglicherweise auch außerhalb der Schilddrüse produziert werden oder als Abbauprodukte anderer Schilddrüsenhormone entstehen könnten.

Wirkungsweise und Gegenregulation

Im Gegensatz zu den Schilddrüsenhormonen, die den Stoffwechsel und die Energieproduktion im Körper ankurbeln, wirken Thyronamine hemmend. So führt beispielsweise T_3 zu einer Erhöhung der Herzfrequenz und der Körpertemperatur, während 3-T1AM diese Werte senkt. Diese gegensätzliche Wirkung deutet darauf hin, dass Thyronamine in Stresssituationen eine Schutzfunktion übernehmen könnten, indem

Thyroessigsäuren (TAM) entstehen vermutlich aus Thyronaminen, Abkömmlingen des Thyroxins (T_4). Dejodinasen (DIO) wandeln diese in neun Vertreter um. Hauptvertreter ist Trijodthyroessigsäure (T_3-Acetat), ein aktiver Metabolit des Trijodthyronins (T_3).

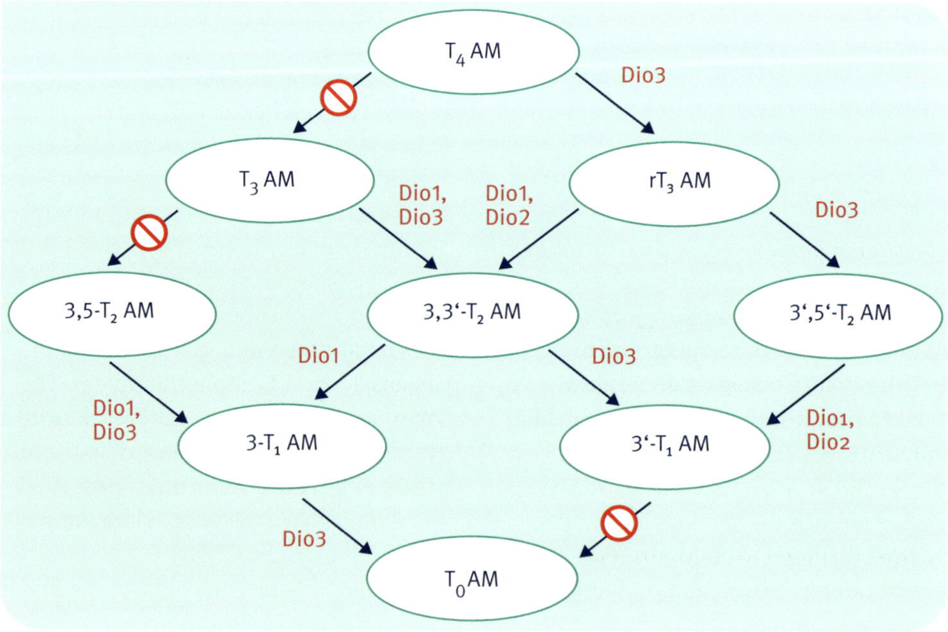

sie den Energieverbrauch des Körpers reduzieren. Es wird vermutet, dass Thyronamine als Antagonisten der Schilddrüsenhormone (Thyronine) fungieren und somit für eine feinere Regulation des Schilddrüsenhormonhaushalts sorgen.

Die Entdeckung der Thyronamine und ihre komplexen Wirkmechanismen werfen neue Fragen zur Regulation der Schilddrüse und deren Einfluss auf den gesamten Körper auf. Intensive Forschung ist notwendig, um die genauen Entstehungsorte, die vielfältigen Funktionen und die möglichen therapeutischen Anwendungen dieser neuartigen Verbindungen besser zu verstehen. Die Erkenntnisse aus diesem Bereich könnten zu neuen Ansätzen in der Behandlung von Schilddrüsenerkrankungen wie der Hashimoto-Thyreoiditis führen.

Thyroessigsäuren: weitere Schilddrüsenhormone

Die Welt der Schilddrüsenhormone wird durch eine dritte Gruppe erweitert: die Thyroessigsäuren. Diese Gruppe, früher als Thyroacetate bezeichnet, zeichnet sich durch ihre einzigartige Struktur aus. An die bekannte Struktur der Schilddrüsenhormone wird eine Aminogruppe und ein Säurerest (Essigsäure) gebunden.

Es wird vermutet, dass Thyroessigsäuren aus Thyronaminen entstehen, der zweiten Gruppe der Schilddrüsenhormone. Der bekannteste Vertreter dieser Gruppe ist die Trijodthyroessigsäure (T_3-Acetat), eine aktive Form des Schilddrüsenhormons Trijodthyronin (T_3).

Thyroessigsäuren zeigen ähnliche Wirkungen wie Schilddrüsenhormone, besitzen aber aufgrund ihrer veränderten Struktur spezifische Eigenschaften und eröffnen neue Möglichkeiten in der medizinischen Anwendung. Man geht von neun verschiedenen Vertretern dieser Gruppe aus.

Bedeutung der 27 Schilddrüsenhormone

Die Annahme, dass insgesamt 27 Hormone mit der Schilddrüse und ihrem Stoffwechsel in Verbindung stehen, könnte weitreichende Folgen für die Behandlung von Schilddrüsenerkrankungen haben.

Diese Erkenntnis unterstreicht die Wirksamkeit von natürlichen Schilddrüsenextrakten (NDT) für nahezu alle Schilddrüsenpatienten und -patientinnen. Im Gegensatz zur LT_4-Monotherapie (L-Thyroxin) enthalten diese Extrakte das komplette Spektrum aller 27 bekannten Schilddrüsenhormone und ihrer Metaboliten, was ihre überlegene Wirkung erklärt.

Dynamische Regulation und komplexe Steuerung

Die Schilddrüse zeichnet sich durch eine dynamische Regulation ihrer Hormonproduktion aus. Sie produziert nicht nur kontinuierlich Hormone, sondern passt die Produktion auch an die aktuellen Bedürfnisse des Körpers an. Dieser Prozess beinhaltet sowohl antreibende als auch bremsende Wirkungen, die durch ein komplexes Zusammenspiel der verschiedenen Schilddrüsenhormone erreicht werden.

Schilddrüsenhormone als Dirigenten des Stoffwechsels

Die 27 Schilddrüsenhormone bilden sozusagen ein Vokabular, eine Melodie der Schilddrüse. Mit diesem Vokabular steuert und feinjustiert die Schilddrüse die vielfältigen Stoffwechselprozesse im Körper. Die Wahl der Melodie hängt dabei von den gewünschten Reaktionen ab.

Warum erkranken Frauen häufiger an Hashimoto?

Hashimoto-Thyreoiditis ist eine Autoimmunerkrankung, die Frauen deutlich häufiger betrifft als Männer. Doch warum ist das so? Neben den bekannten Risikofaktoren gibt es mehrere mögliche Erklärungen für diese höhere Anfälligkeit. Hier sind einige der Hauptfaktoren, die dabei eine Rolle spielen könnten.

Hormonelle Schwankungen und Menstruation

Ein möglicher Grund ist, dass Frauen im Laufe ihres Lebens regelmäßig hormonelle Schwankungen durchlaufen, die mit dem Menstruationszyklus verbunden sind. Diese Schwankungen beeinflussen das Immunsystem und könnten die Wahrscheinlichkeit erhöhen, an Autoimmunerkrankungen wie Hashimoto-Thyreoiditis zu erkranken. Während der Menstruation, einer Schwangerschaft und der Menopause verändern sich die Hormonspiegel erheblich, was eine zusätzliche Belastung für die Schilddrüse darstellt. Diese hormonellen Veränderungen könnten das Risiko erhöhen, dass das Immunsystem die Schilddrüse angreift und eine Hashimoto-Thyreoiditis auslöst.

Stress und Doppelbelastung durch Familie und Job

Ein weiterer möglicher Erklärungsansatz ist der heutige Lebensstil, der oft durch eine Doppelbelastung von Familie und Beruf gekennzeichnet ist. Frauen sind häufig mit der Pflege von Kindern und älteren Familienmitgliedern sowie beruflichen Verpflichtungen konfrontiert, was zu erhöhtem Stress führen kann. Chronischer Stress beeinflusst das Immunsystem negativ und ist ein bekannter Auslöser für Autoimmunerkrankungen. Dieser ständige Druck kann das Risiko für die Entwicklung von Hashimoto-Thyreoiditis erhöhen.

Einnahme von Hormonen und Medikamenten

Auch die häufige Einnahme von Hormonen und Medikamenten, insbesondere die Antibabypille, fordert die Schilddrüse. Die Pille verändert den natürlichen Hormonhaushalt und beeinflusst das Immunsystem. Eine langfristige Einnahme hormoneller Kontrazeptiva stört das Gleichgewicht der Schilddrüsenhormone und kann zur Entwicklung von Autoimmunerkrankungen beitragen. Darüber hinaus nehmen Frauen häufiger als Männer Medikamente ein (zum Beispiel Schmerzmittel), die das Immunsystem und die Schilddrüsenfunktion ebenfalls negativ beeinflussen.

Zusammenfassung

Hormonelle Schwankungen, erhöhter Stress und die Einnahme von Hormonen und Medikamenten könnten dazu beitragen, dass Frauen anfälliger für Hashimoto-Thyreoiditis sind als Männer. Diese Faktoren zeigen auf, wie komplex das Zusammenspiel von Hormonhaushalt, Lebensstil und Medikamenteneinnahme ist. Es ist wichtig, diese möglichen Erklärungen zu berücksichtigen und präventive Maßnahmen zu ergreifen, um das Risiko zu minimieren. Eine gesunde Lebensweise, effektives Stressmanagement und regelmäßige medizinische Untersuchungen helfen, die Gesundheit der Schilddrüse zu unterstützen und das Risiko für Autoimmunerkrankungen zu senken.

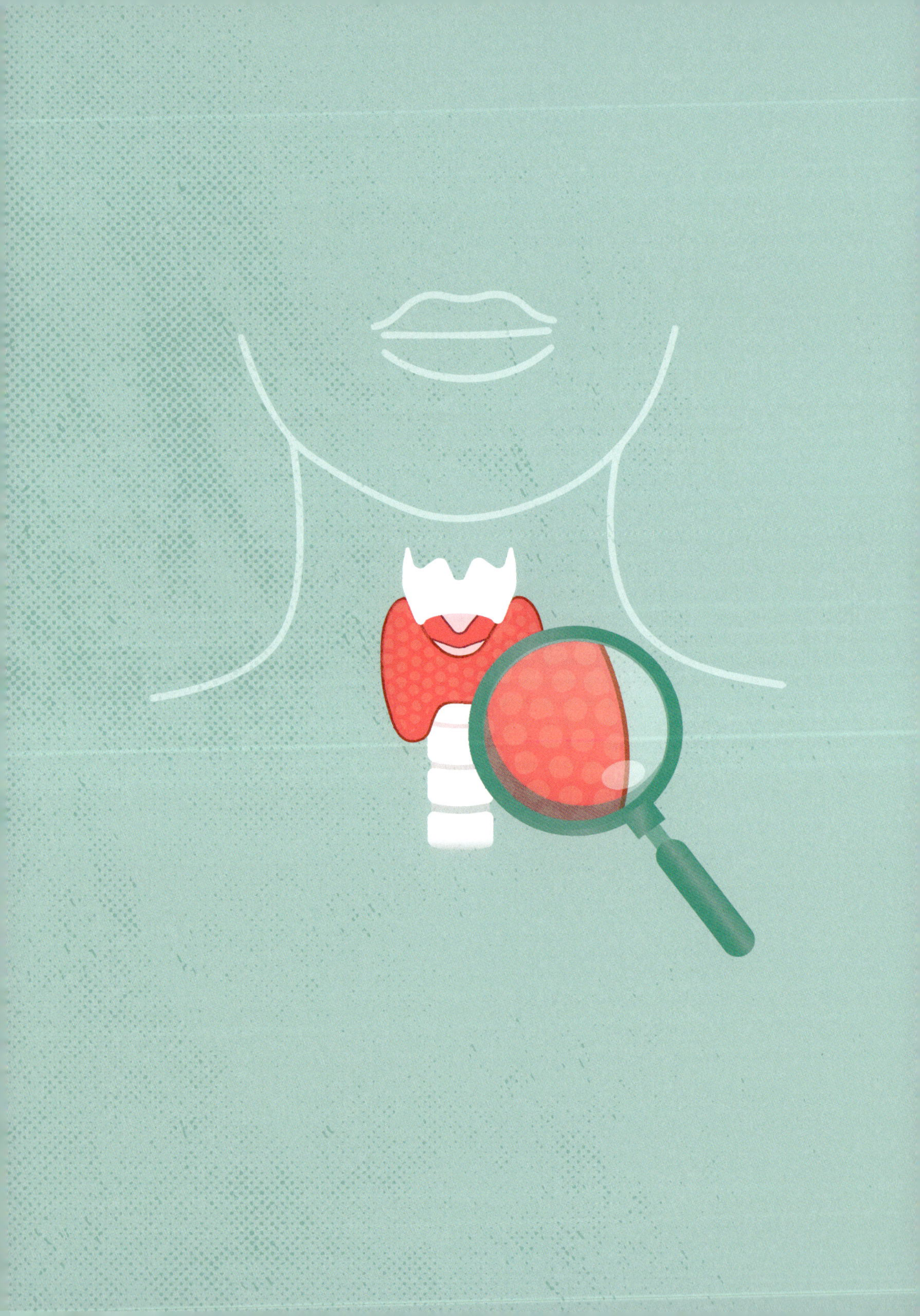

Diagnose: Hashimoto-Thyreoiditis

Die Symptome einer Hashimoto-Thyreoiditis sind unspezifisch. Bei der Diagnose helfen neben klassischen Untersuchungen auch ganzheitliche Methoden.

Wie erkenne ich eine Hashimoto-Thyreoiditis?

Neben Blut-, Tast- und Ultraschalluntersuchung helfen auch Mundtemperaturmessung und ein Fragebogen bei der Diagnose. Der TSH-Wert allein ist nicht ausreichend.

Im Vorwort bin ich bereits kurz auf den langen Weg zur Diagnose eingegangen, an dieser Stelle möchte ich nochmals tiefer eintauchen. Symptome wie Gewichtsschwankungen, unerklärliche Müdigkeit, Haarausfall, Schlafstörungen, Verdauungsprobleme – insbesondere das Gefühl des Aufgeblähtseins, vorrangig nach dem Essen – sowie depressive Verstimmungen sind starke Hinweise auf eine mögliche Störung der Schilddrüsenhormone.

Diese unspezifischen Symptome, die oft als Folge von Stress oder anderen alltäglichen Belastungen interpretiert werden, können jedoch erste subtile Anzeichen für das Vorliegen einer Hashimoto-Thyreoiditis sein, selbst wenn sie zunächst harmlos erscheinen mögen.

Stadien der Hashimoto-Thyreoiditis

Eine Hashimoto-Thyreoiditis verläuft oft in Schüben und kann sich über verschiedene Stadien entwickeln, von anfänglichen Entzündungsepisoden bis hin zu einer chronischen Unterfunktion der Schilddrüse. Es ist entscheidend, die Symptome frühzeitig zu erkennen und umgehend Maßnahmen zur Diagnostik und Behandlung einzuleiten.

Frühes Stadium: Entzündungsschübe

Im frühen Stadium der Hashimoto-Thyreoiditis treten häufig Entzündungsschübe auf. Diese Schübe sind Phasen intensiver Entzündung, die durch verschiedene Faktoren wie erhöhten Stress, Schlafmangel, Überarbeitung, Infektionen, Toxine oder eine ungesunde Ernährung ausgelöst werden können. Während eines Schubs treten häufig Überfunktionssymptome auf.

Typische Überfunktionssymptome:

- Zittern
- Herzrasen
- vermehrtes Schwitzen
- Nervosität und Schlaflosigkeit

Da die Schilddrüsenhormone nicht zielgenau wirken können und insbesondere, weil die Schilddrüse durch mehrere Entzündungsschübe an Vitalität verloren hat, können auch Symptome einer Unterfunktion dominieren.

Typische Unterfunktionssymptome:

- Frieren
- Kältegefühl
- Müdigkeit
- Haarausfall
- rasche Erschöpfbarkeit
- Konzentrationsstörungen
- Gewichtszunahme

Zwischenstadium: Abklingen der Entzündung

Nach einem Schub kann die Entzündungsreaktion abklingen, besonders wenn die Belastungen nachlassen. In dieser Phase nimmt die Schilddrüse ihre hormonbildende Funktion häufig wieder auf, solange sie noch genügend vitales Schilddrüsengewebe besitzt.

Naturheilkunde bei Entzündungsschüben

Um einen Entzündungsschub zu erkennen und sanft zu behandeln, haben sich verschiedene naturheilkundliche Maßnahmen bewährt:

- **Direkte Behandlung der Schilddrüse:** Schilddrüsenmassage mit sanftem Ausstreichen der Schilddrüse von der Mittellinie nach außen, um den Lymphfluss anzuregen (Seite 103), gefolgt von kühlen, feuchten Auflagen wie Quarkwickel (Seite 104) und Dimethylsulfoxid(DMSO)-Salbe oder Traumeel Salbe.
- **Homöopathische Mittel:** Schüßler-Salze wie Nr. 3 Ferrum phosphoricum D12, Nr. 5 Kalium phosphoricum D6 und Nr. 7 Magnesium phosphoricum D6 haben sich ebenfalls als hilfreich erwiesen. Je fünf Tabletten täglich zu lutschen, kann die Entzündung lindern.

Spätes Stadium: Chronische Unterfunktion

Durch wiederholte Entzündungsschübe wird das vitale Schilddrüsengewebe allmählich zerstört. Wenn das verbleibende Gewebe zu klein wird, erfüllt es seine hormonbildende Funktion nicht mehr ausreichend. In diesem Stadium ist eine dauerhafte Hormonersatztherapie notwendig, um den Hormonmangel auszugleichen.

Typische Symptome einer chronischen Unterfunktion (Hypothyreose):

- Gewichtszunahme
- Haarausfall
- brüchige Nägel
- anhaltende Müdigkeit und Erschöpfung
- Depression und Konzentrationsprobleme
- Muskel- und Gelenkbeschwerden
- trockene Haut
- Kälteempfindlichkeit
- Menstruationsstörungen
- erhöhter Blutdruck
- Heiserkeit
- Verstopfung

Verdacht auf Hashimoto – die nächsten Schritte

Besteht der Verdacht auf Hashimoto-Thyreoiditis, sollten folgende diagnostische Schritte eingeleitet werden um eine zuverlässige Diagnose zu stellen:

1. Schritt: Blutuntersuchung

Eine gründliche Blutuntersuchung ist der erste Schritt zur Diagnosestellung. Neben den Standardwerten wie TSH (Thyreoidea-stimulierendes Hormon) und TPO-Antikörpern (Thyreoperoxidase-Antikörper) gibt es eine Reihe weiterer Werte, die für eine umfassende Diagnostik wichtig sind:

TSH (Thyreoidea-stimulierendes Hormon) gibt Aufschluss über die Ansteuerung der Schilddrüse. Ein erhöhter TSH-Wert kann auf eine Unterfunktion der Schilddrüse hinweisen, ein erniedrigter auf eine Überfunktion. Wichtig: Der TSH-Wert ist nur einer von vielen Steuerungshormonen der Schilddrüse und lässt keine Aussage darüber zu, ob zu viele oder zu wenige Schilddrüsenhormone im Blut sind. Auf den TSH-Mythos werde ich im Verlauf des Buches noch genauer eingehen.

fT_3 und fT_4: Die Bestimmung von fT_3 (freies Trijodthyronin) und fT_4 (freies Thyroxin) sind wichtige Parameter, die zeigen, wie viele freie und aktive Schilddrüsenhormone im Blut vorhanden sind und wie die Umwandlung von T_4 zu T_3 verläuft.

TPO-AK (Thyreoperoxidase-Antikörper): Ein hoher TPO-Antikörper-Wert ist ein typischer Marker für Hashimoto-Thyreoiditis und weist auf eine Autoimmunreaktion hin, bei der das Immunsystem das Enzym Thyreoperoxidase angreift. Diese

Antikörper sind bei den meisten Hashimoto-Betroffenen nachweisbar und helfen dabei, die Diagnose zu bestätigen. Je höher der Wert, desto stärker ist der entzündliche Prozess im Schilddrüsengewebe.

TRAK (Thyreotropin-Rezeptor-Antikörper) sind Antikörper gegen den Thyreotropin-Rezeptor (TSH-Rezeptor) auf den Schilddrüsenzellen. Diese Antikörper sind charakteristisch für Morbus Basedow, eine andere Autoimmunerkrankung der Schilddrüse, die zu einer Überfunktion führt. Allerdings können TRAK auch bei Hashimoto-Patienten vorkommen, insbesondere wenn es in der Krankheitsgeschichte viele Phasen von Schilddrüsenüberfunktion (Hyperthyreose) gab. Daher empfehle ich, bei der Erstdiagnose immer beide Werte zu erheben, um eine umfassende Diagnostik zu gewährleisten.

Wichtige Mikronährstoffe: Selen, Zink, Jod und Eisen sind essenzielle Spurenelemente für die Schilddrüsenfunktion und das Immunsystem. Ich empfehle eine Messung dieser Elemente im Vollblut und bei Eisen auch unbedingt die Bestimmung des Speichereisens (Ferritin). Dazu später mehr (Seite 48).

Großes Blutbild/Differenzialblutbild: Ein umfassendes Blutbild liefert einen allgemeinen Überblick über die verschiedenen Zelltypen im Blut und deren Anzahl. Rote Blutkörperchen (Erythrozyten) sind für die Sauerstoffversorgung der Zellen verantwortlich, während weiße Blutkörperchen (Leukozyten) für die Immunabwehr zuständig sind. Hohe Leukozytenwerte deuten auf Infektionen, Entzündungen oder chronisch entzündliche Erkrankungen hin, während niedrige Werte auf Virusinfektionen, Dauerstress oder Knochenmarkprobleme hindeuten. Im Differenzialblutbild werden die verschiedenen Arten der weißen Blutkörperchen genauer analysiert. Neutrophile Granulozyten weisen oft auf eine bakterielle Belastung hin, während hohe Lymphozyten eine virale Infektion anzeigen. Wichtig ist das Verhältnis von Granulozyten zu Lymphozyten. Bei Hashimoto-Betroffenen sind häufig erhöhte Granulozyten und erniedrigte Lymphozyten zu beobachten, was auf eine unspezifische Abwehrreaktion und vermehrten Stress hinweist. In der Praxis sehe ich dieses Bild oft bei Patienten und Patientinnen, die ihre Gefühle nicht gut äußern können und häufig Dinge »hinunterschlucken«. Das führt zu einem »dicken Hals« und aufgestauter Wut und Ärger. Niedrige Monozyten, die Fresszellen des Körpers, sind ebenfalls häufig zu beobachten und deuten auf eine starke Helfermentalität hin. Diese Menschen sind oft mehr für andere da als für sich selbst. Allergien oder parasitäre Infektionen erkennt man häufig an hohen Eosinophilen-Werten.

hs-CRP (hoch-sensitives C-reaktives Protein) ist ein sensibler Biomarker, der auf entzündliche Prozesse im Körper hinweist. Ein erhöhter hs-CRP-Wert kann bei Hashimoto-Thyreoiditis auf eine aktive Entzündungsphase hinweisen und als Marker verwendet werden, um die entzündliche Aktivität im Körper zu überwachen und die Wirksamkeit von Behandlungsstrategien zu evaluieren.

Leberenzyme (CHE, GLDH, GPT, Gamma-GT und GOT) sind wichtige Marker für die Beurteilung der Leberfunktion. Die Leber spielt eine sehr wichtige Rolle bei der Umwandlung von T_4 in die aktiven Formen T_3 und T_2. Etwa 50 Prozent der Umwandlung von Schilddrüsenhormonen findet in der Leber statt. Daher dürfen diese Werte in einer ganzheitlichen Betrachtung der Schilddrüse nicht fehlen. In meiner Praxis sind die Cholinesterase (CHE) und Glutamatdehydrogenase (GLDH) die wichtigsten Leberwerte. Cholinesterase ist ein Enzym, das hauptsächlich in der Leber synthetisiert wird und für den Abbau von Toxinen und Stoffwechselendprodukten verantwortlich ist. Erhöhte Werte können auf Fettsucht oder Diabetes hinweisen. Niedrige Werte deuten auf Leberfunktionsstörungen, Leberzirrhose, akute und chronische Lebererkrankungen, Vergiftungen oder Unterernährung hin. Glutamatdehydrogenase ist ein Enzym, das in den Mitochondrien der Zellen vorkommt, insbesondere in der Leber. Es spielt eine wichtige Rolle im Stoffwechsel, weil es an der Umwandlung der Aminosäure Glutamat beteiligt ist, was ein Teil des Energiegewinnungsprozesses ist. Erhöhte Konzentrationen weisen immer auf eine Schädigung des Lebergewebes hin, was die Leberleistung negativ beeinflusst. Enzyme wie GPT und GOT können auch bei leichteren Leberverletzungen, wie sie beispielsweise nach einer durchzechten Partynacht auftreten können, vorübergehend erhöht sein. Im Gegensatz dazu ist ein Anstieg der GLDH meist ein Hinweis auf schwerwiegendere Leberprobleme und sollte ernst genommen werden. Das macht GLDH zu einem wichtigen Marker in der Differenzialdiagnose, der zeigt, wie stark der Umbau von organspezifischem Lebergewebe (Parenchym) zu bindegewebsartigen Zellen (Mesenchym) stattgefunden hat. In meiner Beobachtung geben bereits Werte über 2,8 U/L Hinweise auf eine mögliche Verfettung der Leber, meist eine NAFLD (nichtalkoholische Fettleber), von der weltweit etwa 30 Prozent der Erwachsenen betroffen sind.[17]

Zonulin und i-FABP sind wichtige Biomarker für die Darmgesundheit und die Integrität der Darmschleimhaut. Erhöhte Zonulin-Werte deuten auf eine gestörte Darmpermeabilität hin, während erhöhte i-FABP-Werte auf Zellschäden in der Darmschleimhaut hinweisen. Beide Marker sind besonders relevant bei der Diagnose und Überwachung von Autoimmunerkrankungen und chronischen Darmerkrankungen wie dem »Leaky-Gut-Syndrom«, das häufig als »Mutter der Autoimmunerkrankungen« bezeichnet wird.

DHEA (Dehydroepiandrosteron) ist eines der am häufigsten vorkommenden Steroidhormone im menschlichen Körper

Ganzheitliche Betrachtung der Leberwerte

Die Leber ist das Organ der Wandlung und Veränderung, und so sehe ich auch die Analogie und Bedeutung der Cholinesterase und GLDH auf der seelisch-geistigen Ebene. Nach meinen Erfahrungen sind erhöhte Werte häufig bei Menschen zu beobachten, die über ihr Limit gehen, sehr aktiv sind und schlecht Nein sagen können. Diese Menschen haben oft erhöhte Werte. Durch ihre Kreativität und soziale Kompetenz zeigen sie an vielem Interesse und überfordern sich damit regelmäßig. Diesen Menschen fehlt auch häufig der Tiefgang, Dinge bis ins kleinste Detail zu durchdenken, weil ihnen bei der Vielfalt der Aufgaben dazu keine Zeit bleibt. Das überfordert auch die Leber als größtes Stoffwechselorgan und zeigt sich häufig in erhöhten Werten.

Hingegen deuten reduzierte Cholinesterasewerte auf eine Leberschwäche hin. Hier fehlt die Dynamik, die Vitalität, eine verminderte Wandlungsfähigkeit. Erneuerungsprozesse – stofflich und feinstofflich – laufen langsam ab. Der Schmerz der Leber sind dann Müdigkeit, Abgeschlagenheit, Muskelbeschwerden, vor allem im Schulter-Nacken-Bereich, Schlafstörungen, Sehschwächen und Oberbauchbeschwerden. Menschen mit erniedrigter Cholinesterase sind es gewohnt, gründlich und genau zu arbeiten, die sogenannten »110-Prozentigen«. Dauerstress und Unordnung sind für sie Gift und sie bekommen buchstäblich davon einen »dicken Hals«, was sich nach meinen Beobachtungen dann häufig in Schilddrüsen-Dysfunktionen widerspiegelt.

und dient als Vorläufer für andere Hormone, einschließlich Testosteron und Östrogen. Es hat vielfältige biologische Funktionen und spielt eine wichtige Rolle bei der Regulation des Immunsystems, der Stimmung, der Kognition und des Stoffwechsels. DHEA und Cortisol wirken oft als Gegenspieler im Körper: Während DHEA anabole Prozesse unterstützt und antioxidative Eigenschaften besitzt, fördert Cortisol als Stresshormon katabole Prozesse. DHEA schützt insbesondere das Gehirn vor oxidativem Stress und wirkt entzündungshemmend. Chronische Entzündungen im Gehirn sind Hauptrisikofaktoren für neurodegenerative Erkrankungen wie Alzheimer und Parkinson. Die Bestimmung von DHEA und die regelmäßige Kontrolle liefern wichtige Erkenntnisse darüber, wie stark Dauerstress, Entzündungen und Überforderung das hormonelle System beeinträchtigt haben.

Vitamin D_3, auch bekannt als Cholecalciferol, ist ein Steroidhormon, das der Körper aus Cholesterin synthetisiert, hauptsächlich in der Haut unter Einwirkung von UVB-Strahlung des Sonnenlichts. Darum ist Vitamin D_3 kein klassisches Vitamin, sondern ein Hormon, das in sich schon die Frage aufwirft, ob hohe Hormondosen sinnvoll sind. D_3 kommt in zwei Formen vor: der Speicherform 25-OH-D_3, die zeigt, wie viel Vitamin D insgesamt im Körper vorhanden ist, und der biologisch aktiven Form 1,25-OH-D_3, die zeigt, wie viel aktives Vitamin D_3 im Körper verfügbar ist, um die physiologischen Funktionen zu erfüllen. Das aktive D_3 (1,25-OH-D_3) erfüllt viele wichtige Funktionen im Körper, wie Immunmodulationen, Genexpression, Regulation des Kalzium- und Phosphathaushalts und vieles mehr. D_3 schützt die Schilddrüsenzellen (Thyreozyten) vor Angriffen des Immunsystems und fördert die Produktion von entzündungshemmenden Botenstoffen (Zytokine). Darum sind gute Vitamin-D_3-Spiegel wichtig für den Heilungsprozess der Schilddrüse. Ich empfehle immer, beide Werte bestimmen zu lassen, weil ein guter 25-OH-D_3-Spiegel (Speicherform von D_3) nicht gleichzeitig bedeutet, dass genug aktives D_3 (1,25-OH-D_3) vorhanden ist. Denn nur das aktive Hormon hat die vielen positiven physiologischen Eigenschaften. In meiner Praxis bestimme ich immer beide Werte und sehe nicht selten gute Speicherwerte, aber niedriges aktives D_3. Die Gründe sind insbesondere Nierenfunktionsstörungen, Magnesiummangel, Störungen der Nebenschilddrüsen (Parathormon-Mangel), chronische Entzündungen oder den Einfluss bestimmter Medikamente wie zum Beispiel Antiepileptika, Anti-Pilzmittel und Cortisongaben.

2. Schritt: Tastbefund der Schilddrüse

Bei der körperlichen Untersuchung tasten Ärzte oder ganzheitliche Schilddrüsentherapeutinnen die Schilddrüse ab, um Vergrößerungen, Druckempfindlichkeiten oder Knoten festzustellen. Eine vergrößerte oder druckempfindliche Schilddrüse kann auf eine Entzündung (Thyreoiditis) hinweisen.

3. Schritt: Ultraschalldiagnostik der Schilddrüse

Die Ultraschalldiagnostik (Sonografie) ist ein unverzichtbares Werkzeug in der Diagnostik und Überwachung von Schilddrüsenerkrankungen, insbesondere bei Hashimoto-Thyreoiditis. Sie bietet eine detaillierte und nicht-invasive Möglichkeit, Veränderungen der Schilddrüse zu erkennen und den Krankheitsverlauf zu beobachten. Zusammen mit den vorangegangenen diagnostischen Verfahren ermöglicht sie eine umfassende Beurteilung der Schilddrüse und sichert die Diagnosestellung.

Auf der oberen Abbildung (Seite 43) sehen Sie eine echogene, kantige, schmetterlingsähnliche Form der Schilddrüse, die sich vor der Luftröhre (Tra-

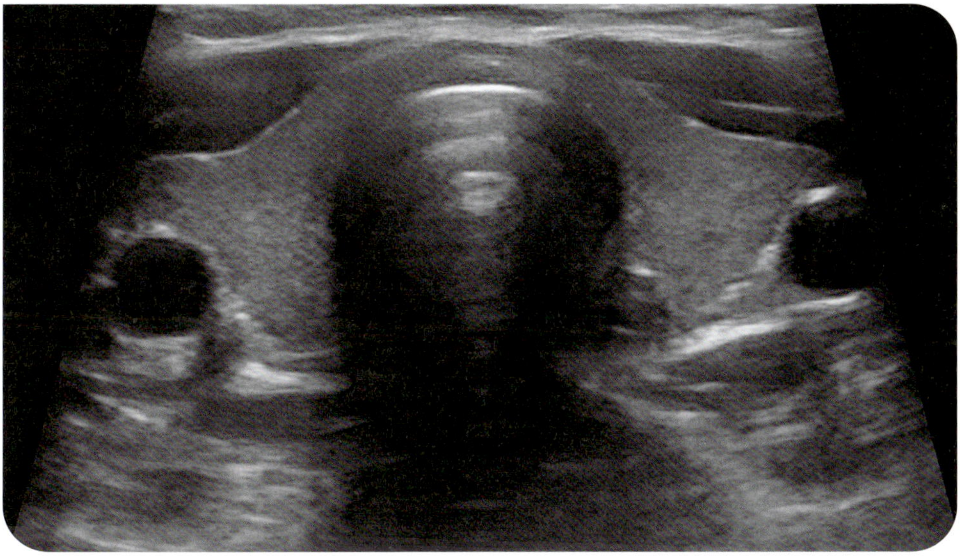

⯅ Ultraschallbild einer gesunden Schilddrüse

⯆ Ultraschallbild einer entzündeten Schilddrüse

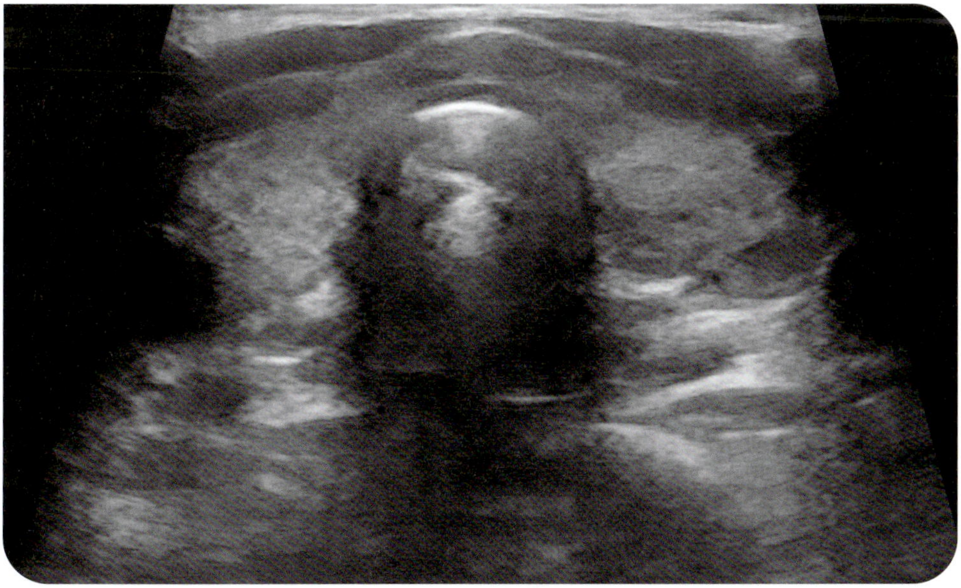

chea) zeigt. Echogen bedeutet, dass die Schilddrüse eine homogene Echostruktur ohne auffällige hellere oder dunklere Bereiche hat. Sie hat klare, glatte Konturen ohne unregelmäßige Ränder oder Knoten. Beide Schilddrüsenlappen sind symmetrisch, und der Isthmus (Gewebsbrücke zwischen den beiden Schilddrüsenlappen) verbindet sie ohne sichtbare Vergrößerung.

Anders sieht das Bild (Seite 43 unten) bei einer entzündeten Schilddrüse aus. Hier sehen Sie eine inhomogene Echostruktur mit echoarmen (dunkleren) Bereichen. Die Schilddrüse ist durch den Entzündungsprozess aufgequollen bzw. vergrößert. Sie zeigt keine klaren, glatten Konturen mehr und grenzt sich nicht mehr gut von umliegendem Gewebe ab. Hier werden sich vermutlich im Blutbild hohe TPO-AK oder sogar TRAK-Antikörper und erhöhte hs-CRP-Werte zeigen.

Das oberste Ziel bei einem solchen Befund ist es, die entzündete Schilddrüse zu beruhigen und die Entzündung zu reduzieren. In den folgenden Kapiteln werde ich hierzu ganzheitliche Behandlungsmöglichkeiten aufzeigen.

TSH-Mythos und seine Bedeutung für die Diagnose

In der gängigen Praxis wird häufig der TSH-Wert als entscheidender Faktor für die Schilddrüsendiagnostik herangezogen, und die Betroffenen werden daraufhin mit L-Thyroxin oder Euthyrox (LT4-Monopräparate) behandelt. Oft berichten sie mir, dass es ihnen trotz guter TSH-Werte nicht gut gehe. Sie bekommen dann von ärztlicher Seite häufig zu hören, dass ihre Blutwerte in Ordnung seien und ihre Beschwerden eher auf Stress oder psychische Belastungen zurückzuführen sind. Hier beginnt für viele Betroffene ein oft langer Leidensweg, der sie zu zahlreichen Fachärzten und unterschiedlichsten Diagnosen führt.

An dieser Stelle möchte ich allen Betroffenen Mut zusprechen. Vertrauen Sie auf Ihr Körpergefühl und die Signale, die Ihr Körper Ihnen sendet. Ein guter TSH-Wert sagt wenig über die tatsächliche Aktivität der Schilddrüsenhormone aus und ist ein weit verbreiteter Irrglaube in der medizinischen Gemeinschaft.

Ein normaler TSH-Wert kann eine Schilddrüsenerkrankung nicht ausschließen. Studien und Expertenmeinungen betonen, dass TSH allein oft nicht ausreicht, um die Schilddrüsenfunktion korrekt zu beurteilen. Zum Beispiel weist die Arbeit von Ling darauf hin, dass normale TSH-Werte eine Schilddrüsenunterfunktion nicht ausschließen. Das bedeutet, dass viele Betroffene mit Hypothyreose übersehen werden könnten, wenn nur der TSH-Wert als Screening-Instrument verwendet wird.[18]

Helena Rooth Svensson und andere Fachleute empfehlen daher eine umfassendere Diagnostik, die neben TSH auch die freien Hormone T_3 und T_4 sowie Schilddrüsen-Antikörper (TPO-AK und TRAK) umfasst.[19] Das ermöglicht eine genauere Beurteilung der Schilddrüsenfunktion und kann dazu beitragen, versteckte Schilddrüsenprobleme aufzudecken.

Individuelle Unterschiede und klinische Symptome

Die TSH-Normalwerte können von Person zu Person erheblich variieren. Einige Menschen fühlen sich bei einem TSH-Wert von 2,5 bereits schlecht, während andere bei einem Wert von 4,0 keine Symptome zeigen. Ich empfehle meinen Patientinnen und Patienten, bereits bei einem Wert über 2,5 mlU/L, insbesondere wenn Symptome einer Schilddrüsenunterfunktion (Hypothyreose) vorliegen, weitere diagnostische Untersuchungen durchführen zu lassen, zum Beispiel einen Ultraschall und die bereits erwähnten Blutwerte.

Ein weiteres Problem ist, dass TSH-Werte durch viele Faktoren beeinflusst werden können, die nichts mit der Schilddrüsenfunktion zu tun haben, zum Beispiel Medikamente (Aspirin, Cortison, Lithium und natürlich Levothyroxin), chronische Erkrankungen oder sogar das Alter. Das kann zu falsch negativen oder falsch positiven Diagnosen führen, wenn TSH als alleiniges Diagnosekriterium verwendet wird.

Zusammenfassung

Der TSH-Mythos führt oft dazu, dass Schilddrüsenprobleme übersehen oder nicht adäquat behandelt werden. Eine umfassende Diagnostik, die neben dem TSH auch die freien Hormone und Antikörper sowie die klinischen Symptome und die Ultraschalldiagnostik berücksichtigt, ist entscheidend für die korrekte Diagnose und Behandlung von Schilddrüsenerkrankungen wie der Hashimoto-Thyreoiditis. Es ist wichtig, dass sowohl Betroffene als auch Ärzte und Ärztinnen über die Grenzen des TSH-Tests informiert sind und eine ganzheitliche Betrachtung der Schilddrüsenfunktion anstreben.

Studien und Expertenmeinungen

Mehrere wissenschaftliche Studien und Experten haben die Unzulänglichkeit des TSH-Tests hervorgehoben. Eine Studie von Hadlow zeigt, dass TSH ein schlechter Indikator für den FT4-Wert ist, was die Notwendigkeit zusätzlicher Tests unterstreicht.[20]

Rudolf Hoermann und Kollegen argumentieren, dass das übermäßige Vertrauen auf TSH als Goldstandard den Fortschritt in der Schilddrüsenforschung behindert hat. Sie fordern eine Rückkehr zu einer umfassenderen klinischen Praxis, die die gesamte Anamnese und die Symptome eines Patienten berücksichtigt.[21]

Erweiterte ganzheitliche Schilddrüsendiagnostik

Neben den bereits erwähnten Laborwerten, dem Tastbefund und der Ultraschalldiagnostik nutzen ganzheitliche Schilddrüsentherapeutinnen und Coaches zusätzliche Diagnostik-Tools, um frühzeitig Hinweise auf eine Schilddrüsendysfunktion wie Hashimoto zu erhalten. Diese ganzheitlichen Tests sind auch ein wichtiger Bestandteil der Verlaufs- und Erfolgskontrolle der Therapie.

Seit einigen Jahren bilde ich Ärztinnen, Heilpraktiker, Therapeutinnen und Coaches zu »ganzheitlichen Schilddrüsentherapeuten/-Coaches« aus, um die immer größer werdende Zahl an Hilfesuchenden zu begleiten und zu betreuen. Alle nutzen die von mir vorgestellten Tools. Diese Tools sind auch für Betroffene sehr hilfreich, um sich ein Bild über ihr hormonelles System zu verschaffen.

Fragebogen

Als Erstes möchte ich Ihnen meinen Fragebogen vorstellen. Wenn Sie die Hälfte der Fragen mit Ja beantworten, deutet das bereits auf eine Störung der jeweiligen Hormondrüsen hin.

Fragen zur Schilddrüse:

- Ist Ihnen ständig kalt? Frieren Sie schnell oder haben Sie sogar eine geringe Körpertemperatur?
- Ermüden Sie bei der kleinsten Anstrengung und fühlen Sie sich matt und erschöpft?
- Fällt es Ihnen schwer, sich über einen längeren Zeitraum auf eine Sache zu konzentrieren?
- Hat Ihr Gedächtnis in der letzten Zeit stark nachgelassen und sind Sie leicht vergesslich?
- Leiden Sie an Haarausfall?
- Sind Ihre Haare trocken, stumpf und brüchig und Ihre Haut rau und schuppig?
- Ist Ihnen aufgefallen, dass Sie brüchige Fingernägel oder Rillen in den Fingernägeln haben?
- Haben Sie das Gefühl, »Watte im Kopf« zu haben (Brainfog)?
- Haben Sie in letzter Zeit an Gewicht zugelegt, obwohl Sie genauso viel essen und sich genauso viel bewegen wie vorher?
- Ist Ihr Darm träge und leiden Sie des Öfteren an Verstopfung?
- Ist Ihr Gesicht in letzter Zeit aufgedunsen und blass?
- Haben Sie ein komisches Gefühl beim Schlucken oder spüren Sie eine Enge im Hals?
- Wird Ihre Stimme zusehends rau und heiser, ohne dass Sie an einer Erkältung leiden?
- Spüren Sie nachts ein Kribbeln in den Fingern oder Zehen?

- Hat Ihre Libido abgenommen?
- Wurde bei Ihnen ein erhöhter Cholesterinspiegel festgestellt?
- Leiden Sie an zu niedrigem Blutdruck und einem zu niedrigen Pulsschlag?
- Haben Sie öfters Entzündungen, vor allem an den Extremitäten? Fühlen sich Ihre Gelenke steif an oder haben Sie das Karpaltunnelsyndrom?
- Wurde bei Ihnen Eisenmangel und/oder eine Anämie festgestellt?

Fragen zu den Nebennieren:

- Werden Ihre Augenbrauen dünner?
- Haben Sie seitlich an den Augenbrauen bemerkt, dass Ihnen die Haare ausfallen?
- Sind Sie ständig nervös und leicht reizbar?
- Fühlen Sie sich zeitweise ängstlich und depressiv?
- Zittern Ihre Hände zeitweise?
- Fühlen Sie eine innere Unruhe?
- Fühlen Sie sich häufig krank, ähnlich einer Grippe, haben aber weder Fieber noch andere Symptome?
- Leiden Sie häufig unter Kopfschmerzen?
- Haben Sie eine empfindliche Haut?
- Haben Sie Heißhungerattacken?
- Sind Sie häufig nach Kaffeekonsum schläfrig?
- Müssen Sie häufig Harn lassen?
- Leiden Sie unter Durchschlafstörungen?
- Verschlechtern sich in der letzten Zeit Ihre Allergiesymptome?
- Sind Sie infektanfällig?
- Spüren Sie häufiger Herzklopfen?
- Haben Sie das Gefühl, dass sich viele der hier aufgeführten Symptome nach 18 Uhr verbessern?

Fragen zu den Geschlechtsdrüsen:

- Hat sich Ihre Libido vermindert?
- Leiden Sie unter Schmerzen in der Harnblase?
- Leiden Sie unter einem Prämenstruellen Syndrom (PMS)?
- Haben Sie starke Monatsblutungen?
- Beobachten Sie häufig Schwellungen oder Wassereinlagerungen an den Extremitäten?
- Leiden Sie unter Bluthochdruck?
- Leiden Sie unter starken Hitzewallungen?

Mundtemperaturmessung

Die regelmäßige Messung der Körpertemperatur im Mund unter der Zunge ist ein wertvolles Diagnosewerkzeug, um die Funktion der Schilddrüse zu überprüfen. Diese Methode, die vom amerikanischen Schilddrüsenexperten Dr. Broda Barnes (1906–1988) entwickelt und durch umfangreiche Beobachtungsstudien an Tausenden von Betroffenen erwiesen wurde, ist besonders nützlich zur Überwachung und zur Kontrolle der Schilddrüsenaktivität.

Normale Temperaturwerte: Die normale Körpertemperatur liegt bei etwa 36,8 °Celsius. Schwankungen von bis zu 0,5 °Celsius sind völlig normal, sodass die

Messwerte konstant zwischen 36,3° und 37,3 °Celsius liegen sollten.

Hinweise auf Funktionsstörungen: Eine konstante Temperatur unter 36,2 °Celsius deutet auf eine Schilddrüsenunterfunktion hin. Ursachen hierfür können ein Mangel an Jod, Selen oder Eisen sein, wichtige Elemente für die Produktion aktiver Schilddrüsenhormone. Bei anhaltend niedrigen Temperaturen kann die Einnahme von 200 mcg Selen oder 150 mcg Jod helfen, die Temperatur zu normalisieren. Auch sollten die Eisenwerte über ein umfangreiches Blutbild (Ferritin und Serumeisen) bestimmt werden, um einen Eisenmangel auszuschließen. Ferritin-Werte unter 70 ng/ml sind bereits auffällig und deuten auf einen Mangelzustand hin. Sollte durch die Einnahme kein signifikanter Temperaturanstieg zu verzeichnen sein, kann die Einnahme von Schilddrüsenextrakten, beispielsweise vom Schwein, notwendig werden.

Anleitung zur Temperaturmessung

Für genaue Ergebnisse empfiehlt es sich, die Körpertemperatur über drei Tage hinweg jeweils vor dem Aufstehen, gegen 11 Uhr, gegen 16 Uhr und vor dem Einschlafen zu messen. Hierfür eignet sich am besten ein Quecksilberthermometer oder ein Infrarotthermometer. Achten Sie darauf, dass Ihr Kopf nicht ausgekühlt ist, beispielsweise durch Schlafen bei offenem Fenster in der kalten Jahreszeit, und vermeiden Sie Messungen unmittelbar nach dem Konsum von heißen oder kalten Speisen und Getränken. Hier empfehle ich einen Abstand von mindestens 30 Minuten zum Essen.

Übertemperatur und Infektionen: Eine leicht erhöhte Temperatur bis maximal 37,6 °Celsius deutet eher auf eine Schilddrüsenüberfunktion oder eine Aktivierung der Nebennierenrinde hin, etwa durch Sport oder Dauerstress. Liegt die Temperatur jedoch darüber, weist das auf eine Infektion hin, möglicherweise eine unterschwellige Virusinfektion, die auch die Hormondrüsen betrifft, oder auf eine Entzündung.

Schwankende Temperaturen und Nebennierenschwäche: Schwankende Temperaturen weisen meist auf eine Nebennierenschwäche oder -reizung hin. Sie entsteht durch einen unregelmäßigen Cortisolausstoß, der die Körpertemperatur beeinflusst. Ausreichende Cortisolwerte führen zu Temperaturen über 36,2 °Celsius, während ein Mangel zu niedrigeren Temperaturen führt. Eine stabile Temperatur über 36,2 °Celsius zeigt, dass Schilddrüse und Nebennieren im Gleichgewicht sind und beide genügend wärmende Hormone in den Blutkreislauf abgeben.

Antlitz- und Körperdiagnostik

In der naturheilkundlichen und ganzheitlichen Betrachtung hat sich die Antlitz- und Körperdiagnostik als wertvolles Tool erwiesen, um Schwächen im Stoffwechsel- und Hormonsystem auf den ersten Blick zu erkennen. Durch die Untersuchung von Spuren krankhafter Veränderungen in der Gesichtshaut und anderen Körperstrukturen können wertvolle Hinweise auf hormonelle Dysbalancen gewonnen werden. Diese Methode dient nicht nur der ersten Diagnose, sondern auch der Therapiekontrolle, weil die Zeichen der Dysbalance im Verlauf der Behandlung abnehmen oder ganz verschwinden sollten.

Wie lassen sich Hormonstörungen erkennen?

Störungen der Nebennieren- und Steroidhormone lassen sich an folgenden Anzeichen erkennen:

- **Androgenmangel:** Ausfall der Körperbehaarung, insbesondere der äußeren Augenbrauen
- **Progesteronmangel:** geschwollene, oberflächlich trockene Haut mit vergrößerten Poren
- **Östrogenmangel:** schlaffe Haut mit vermehrter Faltenbildung, vor allem über der Oberlippe
- **Cortisolmangel:** wenig Unterhautgewebe, flacher Bauch ohne Fettansammlung
- **Cortisolüberschuss bei Nebennierenreizung oder -überaktivität:** vermehrtes Bauchfett bei schlanken, muskelarmen Armen und Beinen
- **Hypothalamus- oder Hypophysenschwäche:** Minderwuchs, Untergewicht, Erschöpfung, Rückgang der Kopf- und Körperbehaarung

Was sind Hinweise auf Schilddrüsenstörungen?

Je nachdem, ob eine Schilddrüsenunterfunktion (Hypothyreose) oder eine Schilddrüsenüberfunktion (Hyperthyreose) vorliegt, treten unterschiedliche Symptome auf.

Schilddrüsenunterfunktion:

- **Gesicht:** aufgedunsenes Gesicht, besonders um die Augen herum, mit geschwollenen Lidern
- **Haut:** blasse, trockene und schuppige Haut, oft kühle Hauttemperatur
- **Haare:** trockenes, brüchiges Haar und Haarausfall, besonders am äußeren Rand der Augenbrauen
- **Nägel:** brüchige, rillige Nägel
- **Gewicht:** Gewichtszunahme trotz unveränderter Essgewohnheiten
- **Energielevel:** Müdigkeit, Schwäche, Antriebslosigkeit

Schilddrüsenüberfunktion:

- **Gesicht:** zunächst gerötetes, später auch blasses Gesicht, manchmal mit auffällig feuchten oder schwitzenden Stellen

- **Haut:** warme, feuchte Haut, oft gerötet
- **Haare:** dünnes, feines Haar, vermehrter Haarausfall
- **Augen:** hervortretende Augen (Exophthalmus)
- **Gewicht:** ungewollter Gewichtsverlust trotz erhöhter Nahrungsaufnahme
- **Energielevel:** Nervosität, Unruhe, Schlaflosigkeit

Die Bauchform und ihre Bedeutung

Auch die Bauchform ist für die Beurteilung von großer Wichtigkeit, weil viele Hashimoto-Betroffene im Vorfeld ihrer Erkrankung sowie während und danach an Verdauungsproblemen leiden. Dabei ist es wichtig, die Bauchform morgens nüchtern und abends zu betrachten, um Veränderungen zu erkennen.

Rundlicher, aufgeblähter Bauch: Ein besonders im Oberbauch ausgeprägter rundlicher Bauch kann auf eine Überbesiedelung des Dickdarms mit Bakterien und eine verstärkte Gasbildung hinweisen. Dieser Bauch, oft als »Bierbauch« bezeichnet, deutet auch auf Entzündungen im Körper und eine Belastung des Leber-Gallen-Systems hin.

An der Bauchform lassen sich gesundheitliche Probleme erkennen.

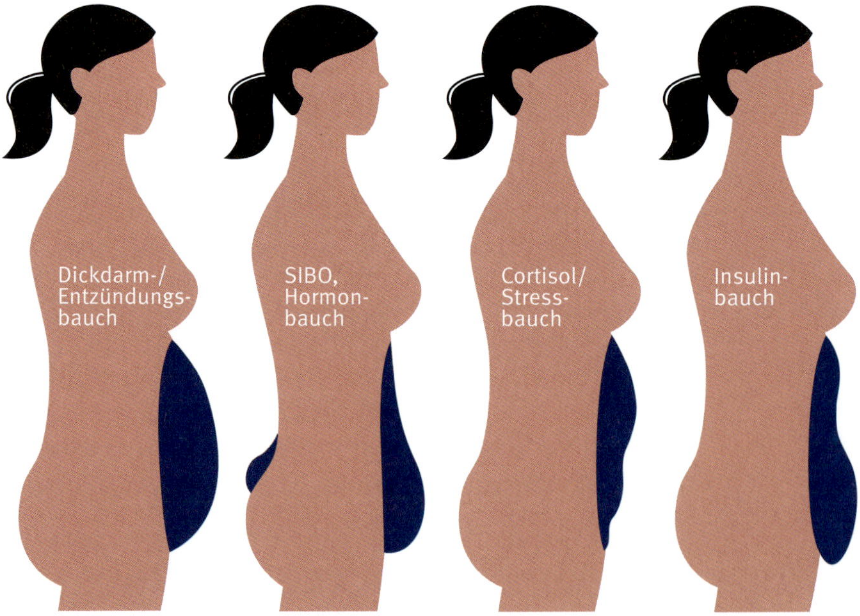

Aufgeblähter Unterbauch: Schwierigkeiten mit der Magensäure oder Probleme im Dünndarm, etwa durch eine bakterielle Überwucherung (SIBO), können einen aufgeblähten Unterbauch verursachen. Eine kleine Fettfalte am Rücken deutet eher auf Störungen der Sexualorgane hin.

Weicher, schwammiger Bauch: Er kann auf eine Belastung der Nebennieren hinweisen, bekannt als »Stressbauch« oder »Cortisolbauch«. Zur weiteren Abklärung können Laboruntersuchungen wie ein 24-Stunden-Cortisol-DHEA-Stresstest mittels Speichelprobe hilfreich sein.

Hängender Bauch: Er kann bei Frauen auf Insulinresistenzen während der Schwangerschaft oder eine Nebennierenreizung hinweisen. Bei Männern ist oft eine Insulinresistenz die Ursache. In solchen Fällen ist es ratsam, den HbA1c-Wert im Blut zu überprüfen, um weitere Einsichten zu gewinnen.

In meiner Online-Schilddrüsen-Sprechstunde lasse ich mir daher regelmäßig die Mundtemperatur, den Fragebogen und Bilder vom Gesicht, Hals und Bauch schicken, um daraus nützliche Hinweise über die Aktivität der Schilddrüsenhormone und der unterstützenden Organe zu erhalten.

Hashimoto: Immunangriff auf die Schilddrüse

Hashimoto-Thyreoiditis ist keine Schilddrüsenerkrankung, sondern eine Autoimmunerkrankung, bei der das fehlgesteuerte Immunsystem fälschlicherweise das eigene Schilddrüsengewebe angreift und schädigt.

Normalerweise schützt das Immunsystem vor Infektionen, indem es Krankheitserreger wie Bakterien und Viren erkennt und bekämpft. Bei Autoimmunerkrankungen hält das Immunsystem jedoch körpereigene Zellen und Gewebe fälschlicherweise für fremd und attackiert sie. Das führt zu Entzündungen und Gewebeschäden, die je nach Krankheit unterschiedliche Symptome hervorrufen können.

Es gibt mehr als 80 verschiedene Autoimmunerkrankungen. Zu den bekanntesten gehören:

- **Diabetes Typ 1:** Hier zerstört das Immunsystem die insulinproduzierenden Zellen in der Bauchspeicheldrüse. Insulin transportiert Zucker aus dem Blut in die Zellen. Betroffene müssen Insulin spritzen, um ihren Blutzuckerspiegel zu kontrollieren.
- **Rheumatoide Arthritis:** Diese chronisch-entzündliche Erkrankung greift Gelenke und Knorpel an.
- **Psoriasis-Arthritis:** tritt häufig bei Menschen mit Psoriasis auf, einer chronischen Hautkrankheit.
- **Systemischer Lupus erythematodes (SLE):** kann verschiedene Organe betreffen, einschließlich Gelenke, Haut, Nieren und Gehirn.
- **Multiple Sklerose (MS):** ist eine chronisch-entzündliche Erkrankung, die das zentrale Nervensystem betrifft und zu Schädigungen der Myelinscheide führt. Das kann Symptome wie Muskelschwäche, Taubheitsgefühle oder Seh- und Gleichgewichtsstörungen verursachen.

- **Morbus Crohn und Colitis ulcerosa:** betreffen den Verdauungstrakt und führen zu Entzündungen.
- **Schilddrüsenentzündung (Hashimoto-Thyreoiditis/M. Basedow):** Bei diesen Erkrankungen greift das Immunsystem die Schilddrüse an. Das kann bei Hashimoto-Thyreoiditis zu einem Mangel an Schilddrüsenhormonen führen, während es bei Morbus Basedow durch die Bindung der Antikörper an die TSH-Rezeptoren zu einem Überschuss an Schilddrüsenhormonen kommt.
- **Zöliakie:** ist eine Autoimmunerkrankung des Dünndarms, die durch Gluten ausgelöst wird.

Ursachen von Autoimmunerkrankungen

Die genauen Ursachen sind vielfältig und noch nicht vollständig geklärt. Häufige Auslöser sind:

- **Genetische Veranlagung:** Bestimmte Gene (HLA-Klasse II-Gene, IL-10 usw.) erhöhen das Risiko für Autoimmunerkrankungen.
- **Infektionen:** Vor allem virale Infektionen können das Immunsystem dazu bringen, körpereigenes Gewebe anzugreifen.
- **Hormonelle Veränderungen:** Veränderungen, wie sie in der Pubertät oder während der Schwangerschaft auftreten, erhöhen bei Frauen das Risiko für Autoimmunerkrankungen.
- **Umwelteinflüsse:** Schadstoffe oder Stress können das Immunsystem ebenfalls beeinflussen und das Risiko erhöhen.
- **Ernährung:** Ungesunde Ernährung und falsches Essverhalten führen häufig zu Entzündungen, die Autoimmunerkrankungen hervorrufen können.
- **Medikamente:** Antibiotika, Blutdrucksenker, Cortison, Schmerzmittel und Magensäureblocker können das Risiko beeinflussen.
- **Leaky-Gut-Syndrom:** Eine durchlässige Darmwand, hervorgerufen durch Toxine, Dauerstress oder Ernährung, gilt als »Mutter aller Autoimmunerkrankungen«. Die erhöhte Durchlässigkeit belastet das darmassoziierte Immunsystem (GALT), das etwa 80 Prozent der Immunzellenpopulation beinhaltet, und führt häufig zu Fehlsteuerung des Immunsystem, was Autoimmunprozesse begünstigt.[22]

Aus diesem Grund betrachte ich die Hashimoto-Thyreoiditis nicht primär als eine Erkrankung der Schilddrüse, sondern als eine Störung des Immunsystems. Der ganzheitliche Behandlungsansatz sollte daher auf die Regulierung des Immunsystems abzielen.

In der Praxis wird jedoch häufig nur das Symptom, das Schlachtfeld behandelt, indem Schilddrüsenhormone verabreicht werden, ohne das fehlgeleitete Immunsystem zu berücksichtigen. Eine Monotherapie mit L-Thyroxin oder Euthyrox ist daher nicht ursachenorientiert und führt langfristig nicht zu einer Besserung der Grunderkrankung, nämlich des Autoimmunprozesses.

Auswirkungen und Verlauf einer Autoimmunerkrankung

Autoimmunerkrankungen sind chronische Erkrankungen, die in der Regel in mehreren Phasen und über längere Zeiträume verlaufen. Der Verlauf kann von Person zu Person unterschiedlich sein, aber im Allgemeinen lassen sich folgende Phasen unterscheiden:

Initiale Phase:

- **Auslöser:** Die bereits aufgeführten Ursachen können das Immunsystem so beeinflussen, dass es körpereigenes Gewebe angreift.
- **Frühe Symptome:** In dieser Phase treten oft unspezifische Symptome wie Müdigkeit, Gelenkschmerzen oder allgemeines Unwohlsein auf, die leicht übersehen oder anderen Ursachen zugeschrieben werden.

Akute Phase:

- **Entzündung:** Das Immunsystem greift spezifische Gewebe oder Organe an, was zu Entzündungen und Schädigungen führt.
- **Deutliche Symptome:** Je nach betroffener Körperregion können bei Autoimmunerkrankungen verschiedene deutliche Symptome auftreten. Bei rheumatoider Arthritis leiden Patienten und Patientinnen oft unter Gelenkschmerzen, während Morbus Crohn sich durch Magen-Darm-Probleme bemerkbar macht. Im Fall von Hashimoto-Thyreoiditis berichten Betroffene häufig von extremer Müdigkeit, Erschöpfung, einem Druckgefühl im Hals sowie ausgeprägten Stimmungsschwankungen.

Chronische Phase:

- **Langzeitschäden:** Ohne adäquate Behandlung kann es zu dauerhaften Gewebeschäden und Funktionsverlusten kommen.
- **Schübe und Remissionen:** Viele Autoimmunerkrankungen verlaufen schubweise, mit wechselnden Phasen von aktiven Symptomen (Schüben) und symptomfreien Perioden (Remissionen).
- **Langfristige Therapie:** Betroffene benötigen eine ursachenbezogene Therapie, um die Symptome zu kontrollieren und das Fortschreiten der Krankheit zu verlangsamen oder zu stoppen.

Verlauf der Hashimoto-Thyreoiditis

Die Hashimoto-Thyreoiditis ist die häufigste Ursache für eine Schilddrüsenunterfunktion (Hypothyreose) und verläuft typischerweise in mehreren Phasen:

Frühe Phase:

- **Stille Phase:** In den frühen Stadien sind oft keine Symptome vorhanden, obwohl das Immunsystem bereits die Schilddrüse angreift.
- **Schilddrüsenvergrößerung:** Manche Betroffene bemerken eine Schwellung im Halsbereich, die auf eine Entzündung der Schilddrüse hinweist.

Akute Phase:

- **Zerstörung der Schilddrüsenzellen:** Das Immunsystem zerstört die hormonproduzierenden Zellen der Schilddrüse, was zu schwankenden Hormonspiegeln führen kann.
- **Wechselnde Symptome:** In dieser Phase können sowohl Symptome einer Überfunktion (Hyperthyreose) wie Nervosität und Herzrasen als auch einer Unterfunktion (Hypothyreose) wie Müdigkeit, Kälteempfinden und Gewichtszunahme auftreten.

Chronische Phase:

- **Etablierte Schilddrüsenunterfunktion:** Mit fortschreitender Zerstörung der Schilddrüsenzellen stellt sich eine dauerhafte Unterfunktion ein. Die Symptome der Hypothyreose werden vorherrschend.
- **Langfristige Hormontherapie:** Die meisten Betroffenen benötigen nun eine Einnahme von Schilddrüsenhormonen, um den Hormonmangel auszugleichen und die Symptome zu kontrollieren.

Spezifische Symptome der Hashimoto-Thyreoiditis

Wie bereits erwähnt zeigen Schilddrüsenüberfunktion (Hyperthyreose) und Schilddrüsenunterfunktion (Hypothyreose) unterschiedliche Symptome.

Schilddrüsenüberfunktion

Psychosozialer Stress, Infektionen, hohe Jodaufnahme und die unkontrollierte Einnahme von Schilddrüsenhormonen sind häufige Auslöser einer Hyperthyreose.[23] Diese Faktoren stimulieren die Schilddrüse dazu, übermäßig Hormone zu produzieren, was im gesamten Organismus Symptome produzieren kann.

Kardiovaskuläre Symptome: Erhöhte Schilddrüsenhormone beschleunigen den Herzschlag (Tachykardie). Thyroxin (T_4) und Trijodthyronin (T_3) wirken direkt auf das Herz und verstärken die Herzkontraktionen. Zudem erhöhen sie die Empfindlichkeit des Herzens gegenüber Adrenalin und Noradrenalin, was Herzrhythmusstörungen verursachen kann. Der gesteigerte Stoffwechsel führt oft zu Bluthochdruck, weil das Herz mehr Blut pumpt, um den höheren Anforderungen gerecht zu werden. Daher empfehle ich meinen Patienten und Patientinnen, bei jeglichen Herz-Kreislauf-Störungen auch eine genauere Untersuchung der Schilddrüse durchführen zu lassen, um sicherzustellen, dass sie nicht für die Störungen im Herz-Kreislauf-System verantwortlich ist.

Mögliche Symptome bei einer Schilddrüsenüberfunktion

Allgemeine Beschwerden:
- Nervosität und innere Unruhe
- Schlafstörungen
- Konzentrationsschwäche
- Stimmungsschwankungen und Reizbarkeit

Physiologische Symptome:
- Gewichtsabnahme trotz gesteigertem Appetit
- Herzrasen und Herzklopfen
- Hitzeintoleranz und vermehrtes Schwitzen
- weicher, schneller Puls
- warme, feuchte und gerötete Haut
- feine, weiche Haare und weiche Nägel
- Muskelschwäche und Muskelzittern
- häufiger Stuhlgang oder Durchfall
- sichtbare Vergrößerung der Schilddrüse (Struma)
- Lidödem (Schwellung der Augenlider) und Exophthalmus (hervortretende Augen)

Weitere gesundheitliche Probleme:
- Osteoporose (Knochenschwund) durch erhöhten Knochenabbau
- Menstruationsstörungen und Fruchtbarkeitsprobleme
- erhöhtes Risiko für Vorhofflimmern und Herzrhythmusstörungen

Neurologische und psychische Symptome: Neurologische Symptome wie Nervosität, Muskelzittern (Tremor) und Schlafstörungen resultieren aus der stimulierenden Wirkung der Schilddrüsenhormone auf das zentrale Nervensystem. Diese Hormone fördern die Freisetzung von Neurotransmittern, steigern die Nervenaktivität und verursachen Unruhe und Schlaflosigkeit.

Metabolische Veränderungen: Ungeklärter Gewichtsverlust trotz gesteigertem Appetit ist eine Folge des erhöhten Grundumsatzes. Schilddrüsenhormone steigern die Zellaktivität und den Energiebedarf des Körpers. Durchfall kann auftreten, weil die Hormone die Motilität des Gastrointestinaltrakts beschleunigen, was wiederum die Nahrungsaufnahme verringert.

Haut- und Haarsymptome: Vermehrtes Schwitzen und Haarausfall sind weitere Anzeichen der Hyperthyreose. Die Hormone erhöhen die Aktivität der Schweißdrüsen, was zu übermäßiger Schweißproduktion führt. Haarausfall entsteht durch den beschleunigten Haarzyklus, wobei Haare schneller in die Ruhephase eintreten und ausfallen.

Reproduktive Effekte: Bei Frauen kann die Hyperthyreose Zyklusstörungen verursachen, weil die Hormone die Sekretion und Sensitivität von Gonadotropinen beeinflussen, was den Menstruationszyklus stört.

Muskel- und Knocheneffekte: Erschöpfung und Kraftlosigkeit trotz erhöhter Aktivität sind durch den katabolen Zustand bedingt, in dem sich der Körper befindet. Der verstärkte Abbau von Muskelprotein führt zu Muskelschwäche und Ermüdung. Langfristig kann das auch die Knochendichte verringern, weil unter dem Einfluss hoher Schilddrüsenhormone der Knochenabbau zunimmt.

Schilddrüsenunterfunktion

Wie bereits erwähnt, dominieren dann im weiteren chronischen Verlauf der Hashimoto die Unterfunktionssymptome. Betroffene klagen oft über zahlreiche Symptome, die ihre Lebensqualität erheblich beeinträchtigen können. Diese Symptome lassen sich in allgemeine Beschwerden, physiologische Symptome und weitere gesundheitliche Probleme unterteilen.

Allgemeine Beschwerden: Müdigkeit, erhöhtes Schlafbedürfnis, Antriebslosigkeit und depressive Verstimmungen sind direkte Folgen des verlangsamten Stoffwechsels. Schilddrüsenhormone stimulieren die mitochondriale Energieproduktion in den Zellen und regulieren die Ausschüttung von Neurotransmittern wie Serotonin, Dopamin und Noradrenalin im Gehirn. Ein Mangel an T_3 und T_4 führt zu einer verminderten ATP-Produktion und einer Dysregulation der Neurotransmitter, was sich in Müdigkeit, Antriebslosigkeit und Stimmungsschwankungen äußert.

Physiologische Symptome:

- **Gewichtszunahme, erhöhte Blutfettwerte:** Schilddrüsenhormone regulieren die Lipolyse (Fettabbau) und die Lipogenese (Fettspeicherung). Bei einer Unterfunktion überwiegt die Lipogenese, was zu einer vermehrten Einlagerung von Fett und erhöhten Blutfettwerten führt.
- **Niedriger Puls und langsamer Herzschlag:** Die Schilddrüsenhormone T_3 und T_4 beeinflussen die Herzfunktion direkt, indem sie die Aktivität von Genen steuern, die für Kalzium-Kanäle und Kontraktionsproteine des Herzmuskels verantwortlich sind. Bei einer Schilddrüsenunterfunktion produziert die Schilddrüse zu wenig T_3 und T_4, was zu einer verminderten Pumpkraft und einem verlangsamten Herzschlag führt. Unbehandelt kann das langfristig eine Herzschwäche zur Folge haben.
- **Kälteempfindlichkeit:** Die Schilddrüsenhormone haben einen wichtigen Einfluss auf den Energieumsatz und die Wärmeproduktion des Körpers. Sie regen die Energieproduktion in den Zellen an und aktivieren spezielles Fettgewebe, das für die Wärmebildung zuständig ist. Dadurch erhöhen sie den Grundumsatz, also die Menge an Energie, die der Körper im Ruhezustand verbraucht. Bei einer Schilddrü-

senunterfunktion ist dieser Effekt vermindert. Der Körper produziert dann weniger Wärme, was dazu führt, dass Betroffene schneller frieren und oft unter ständigem Kältegefühl leiden. Eine normale Schilddrüsenfunktion ist daher wichtig, um den Energiestoffwechsel und die Körpertemperatur im Gleichgewicht zu halten.

- **Trockene, kühle und blasse Haut, brüchige Nägel und Haare:** Schilddrüsenhormone sind wichtig für die Regulation des Hautstoffwechsels und die Durchblutung der Haut. Ein Mangel führt zu einer verminderten Produktion von Talg und Schweiß, einer reduzierten Hautdurchblutung und einem verlangsamten Zellstoffwechsel, was sich in trockener, kühler und blasser Haut sowie brüchigen Nägeln und Haaren äußert.
- **Muskel- und Gelenkschmerzen:** Schilddrüsenhormone beeinflussen den Muskel- und Knochenstoffwechsel, indem sie die Proteinsynthese und den Kalziumstoffwechsel regulieren. Ein Mangel kann zu Muskelschmerzen, Muskelschwäche und Gelenkbeschwerden führen.
- **Myxödeme:** Die Einlagerung von Glykosaminoglykanen im Unterhautbindegewebe ist eine direkte Folge des Schilddrüsenhormonmangels. T_3 und T_4 regulieren die Expression von Genen, die für den Abbau von Glykosaminoglykanen verantwortlich sind. Bei einer Unterfunktion sammeln sich diese Substanzen im Gewebe an und führen zu den charakteristischen teigigen Schwellungen.
- **Chronische Verstopfung:** Schilddrüsenhormone stimulieren die Darmbewegungen und die Sekretion von Verdauungsenzymen. Ein Mangel führt zu einer verlangsamten Darmtätigkeit und einer verminderten Sekretion von Enzymen, was chronische Verstopfung begünstigt.

Weitere gesundheitliche Probleme:

- **Kropfbildung (Struma):** Die Schilddrüse versucht, den Hormonmangel durch eine Vergrößerung des Drüsengewebes und eine gesteigerte Aufnahme von Jod auszugleichen. Das führt zur Entwicklung eines Kropfs.
- **Menstruationsstörungen und Fruchtbarkeitsprobleme:** Schilddrüsenhormone beeinflussen die Hypothalamus-Hypophysen-Gonaden-Achse und regulieren die Produktion von Geschlechtshormonen wie Östrogen und Progesteron. Ein Mangel kann zu Zyklusstörungen, ausbleibenden Eisprüngen und einer verminderten Fruchtbarkeit führen.
- **Vermindertes sexuelles Verlangen:** Sowohl ein niedriger Schilddrüsenhormonspiegel als auch die allgemeine Müdigkeit und Antriebslosigkeit können zu einer verminderten Libido beitragen. Schilddrüsenhormone beeinflussen auch die Produktion von Testosteron, das eine wichtige Rolle für das sexuelle Verlangen spielt.

Die oben genannten Symptome sind nicht nur belastend, sondern weisen auch auf eine verminderte Wirkung und Ver-

Typische Symptome bei einer Schilddrüsenunterfunktion

Allgemeine Beschwerden:
- Müdigkeit und erhöhtes Schlafbedürfnis
- Antriebslosigkeit
- depressive Verstimmungen

Physiologische Symptome:
- Gewichtszunahme und erhöhte Blutfettwerte
- niedriger Puls und langsamer Herzschlag
- Kälteempfindlichkeit
- trockene, kühle und blasse Haut
- rissige Nägel und brüchige Haare
- Muskel- und Gelenkschmerzen
- Myxödeme: Teigige Schwellungen des Unterhautbindegewebes, oft sichtbar an Armen, Beinen und im Gesicht, führen zu einem »aufgeschwemmten« Aussehen.
- chronische Verstopfung

Weitere gesundheitliche Probleme:
- Kropfbildung (Struma)
- Menstruationsstörungen und Fruchtbarkeitsprobleme
- vermindertes sexuelles Verlangen

fügbarkeit der Schilddrüsenhormone hin. Selbst wenn L-Thyroxin eingenommen wird und der TSH-Wert im Blut im medizinischen Normbereich liegt, können diese Symptome dennoch auf eine Schilddrüsenunterfunktion hinweisen.

Nehmen Sie diese Anzeichen ernst und lassen Sie sich durch gezielte diagnostische Maßnahmen weiter untersuchen. Ein großes Problem in der Behandlung der Hypothyreose ist die starke Abhängigkeit von eingeschränkten Bluttests, die laut der American Association of Clinical Endocrinologists dazu führen, dass jährlich schätzungsweise 13 Millionen Fälle unerkannt bleiben.[24]

Typische Muster von Hashimoto

Die Problematik »TSH-Wert« kann ich aus meiner langjährigen Erfahrung in der Praxis bestätigen. Ich habe tausende Betroffene mit unerkannter Schilddrüsenunterfunktion behandelt und dabei vier typische Muster dieser Erkrankung identifiziert. Oftmals liegen bei einem Patienten sogar mehrere Muster gleichzeitig vor.

Unzulänglichkeit des TSH-Wertes

Problematisch ist, dass nur zwei der vier Muster den TSH-Wert, den Ärzte und Ärztinnen üblicherweise überprüfen, deutlich beeinflussen. Viele orientieren sich zudem an den Normwerten des Labors, anstatt auf den »funktionellen Bereich« des TSH-Wertes zu achten, der bei bis zu 2,0 µIU/ml liegen soll. Trotz der Wichtigkeit von Bluttests sind die Symptome der Betroffenen, die medizinische Vorgeschichte, der Tastbefund, die Ultraschalluntersuchung, die Mundtemperatur und die Einnahme bestimmter Medikamente (zum Beispiel Kontrazeptiva, Östrogencremes) von großer Bedeutung. Diese Faktoren liefern oft mehr Aufschluss als die eingeschränkte Blutuntersuchung des TSH-Wertes.

Muster 1: primäre Hypothyreose

Dieses Muster ist gekennzeichnet durch eine eingeschränkte Funktion der Schilddrüse, woraufhin die Hypophyse mehr TSH produziert, um die Schilddrüse anzuregen.

Die Behandlung der primären Hypothyreose erfolgt in der Regel mit Schilddrüsenhormonen oder entsprechenden Mikronährstoffen, es sei denn, es liegt Hashimoto-Thyreoiditis vor. Bei dieser Autoimmunerkrankung muss das zu-

Beispiel einer primären Hypothyreose im Blutbild (oben); Beispiel einer sekundären Hypothyreose im Blutbild (Mitte); mögliches Bild einer T_4- zu T_3-Konversionsstörung im Blutbild (unten).

1. PRIMÄRE SCHILDDRÜSENUNTERFUNKTION

TSH (hypersensitiv)	S	2,36	µIU/ml	0,35–2,50
Freies T3 (fT3)	S	2,9	pg/ml	2,0–4,4
Freies T4 (fT4)	S	0,98	ng/dl	0,93–1,70
TPO AK	S	‹ 6	U/ml	‹ 34

2. SEKUNDÄRE SCHILDDRÜSENUNTERFUNKTION

TSH (hypersensitiv)	S	0,39	µIU/ml	0,35–2,50
Freies T3 (fT3)	S	3,1	pg/ml	2,0–4,4
Freies T4 (fT4)	S	1,35	ng/dl	0,93–1,70

3. T4- ZU T3 KONVERSIONSSTÖRUNG

TSH (hypersensitiv)	S	0,78	µIU/ml	0,35–2,50
Freies T3 (fT3)	S	2,1	pg/ml	2,0–4,4
Freies T4 (fT4)	S	1,32	ng/dl	0,93–1,70

grunde liegende Immunproblem behandelt werden.

Wenn die Schilddrüse noch nicht stark geschädigt ist, kann manchmal eine physiologische Ernährungsumstellung ausreichen, sodass eine medikamentöse Behandlung vielleicht nicht notwendig wird.

Ein erhöhter TSH-Wert ist oft ein Hinweis auf die primäre Hypothyreose. Obwohl Ärztinnen und Ärzte bei diesem Befund nicht sofort an Hashimoto denken, ist die Behandlung in beiden Fällen zunächst gleich: L-Thyroxin (LT4-Monopräparat).

Wenn der TSH-Wert nach etwa acht Wochen einer physiologischen Ernährungsumstellung nicht zur Norm zurückkehrt, sollten spätestens jetzt die Schilddrüsenantikörper (TPO-AK) getestet werden, um eine Autoimmunerkrankung auszuschließen oder zu bestätigen. Bei einer Bestätigung muss dann vorrangig das Immunsystem behandelt werden, um den Autoimmunprozess zu stoppen.

Muster 2: sekundäre Hypothyreose

Die sekundäre Hypothyreose entsteht durch eine Unterfunktion der Hypophyse, der zentralen Steuerungsstelle der Schilddrüse.

Ein typisches Beispiel für diese Art der Hypothyreose ist ein erniedrigter TSH-Wert (unter 0,4 µIU/ml), der jedoch nicht so niedrig ist wie bei einer Hyperthyreose (Schilddrüsenüberfunktion), bei der er meist weit unter 0,2 µIU/ml liegt.

Patientinnen und Patienten mit diesem Muster zeigen typischerweise Symptome einer Unterfunktion. Oft liegen chronische Stressfaktoren vor, die die Hypophyse erschöpfen und dadurch die Ausschüttung von genügend Thyreoidea-stimulierendem Hormon (TSH) hemmen. Dieses Hormon stimuliert die Schilddrüse, ihre Aktivität zu erhöhen. Die Schilddrüse selbst ist möglicherweise gesund, erhält jedoch nicht die notwendigen Aktivierungssignale.

Häufige Auslöser:

- **Chronischer Stress:** Stressfaktoren wie ein stressiger Lebensstil, schlechte Ernährung, Schlafmangel, übermäßiger Koffeinkonsum und kohlenhydratreiche Ernährung können die Hypophyse erschöpfen und die Ausschüttung von TSH hemmen.
- **Postpartale Depression:** Nach einer Schwangerschaft kann es bei Frauen zu einer Schilddrüsenunterfunktion kommen, weil die Schwangerschaft das Hormonsystem stark belastet und die Hypophyse überlasten kann.
- **Fehlgebrauch von Schilddrüsenhormonen:** Die unnötige Einnahme von Schilddrüsenhormonen, obwohl die Blutwerte normal sind, kann zu einer Resistenz der Zellen gegen diese Hormone führen. Das verschlimmert die Symptome der Hypothyreose langfristig.

- **Iatrogene Ursachen:** Auch falsche Diagnosen oder Behandlungen durch Fachleute können zu einer sekundären Hypothyreose führen.

Veraltete Behandlungsstandards: Laut einem Bericht der »Ärzte Zeitung« von 2017 werden die meisten latenten Schilddrüsenstörungen, also Veränderungen in den Blutwerten ohne wahrnehmbare Symptome, unbeabsichtigt durch ärztliche Behandlungen oder Untersuchungen (iatrogen) verursacht.[25] Das bedeutet, dass oft erst durch den Arztbesuch und die dabei durchgeführten Maßnahmen die Störung der Schilddrüse entsteht, ohne dass vorher Beschwerden bestanden. Die medizinischen Richtlinien für Endokrinologen basieren oft auf veralteten Standards aus den 1980er-Jahren und berücksichtigen nicht die neuesten Forschungsergebnisse. Das führt zu einer suboptimalen Behandlung, insbesondere bei der sekundären Hypothyreose. Viele Frauen erhalten über Jahre hinweg Schilddrüsenhormone, ohne dass die eigentliche Ursache ihrer Unterfunktion jemals genau identifiziert wurde.

Das unterstreicht die Notwendigkeit, medizinische Ausbildungsstandards zu aktualisieren und die diagnostischen Verfahren zu verbessern, um solche Zustände effektiver behandeln zu können und unbeabsichtigte Folgen von medizinischen Untersuchungen oder Behandlungen zu vermeiden.

Muster 3: T_4- zu T_3-Konversionsstörung

Eine häufige Ursache für Schilddrüsenprobleme ist eine Störung der Umwandlung des Schilddrüsenhormons T_4 in das aktive Hormon T_3.

Oft geht diese Konversionsstörung mit einer chronischen Schwäche der Nebennieren und einer Überproduktion von Cortisol einher. Ein Überschuss an Cortisol blockiert die Umwandlung von T_4 in T_3 und führt gleichzeitig zu einer erhöhten Produktion von rT_3, einem inaktiven Hormon.

Chronische Infektionen oder Entzündungen können die Körperzellmembranen schädigen, die für die Umwandlung von T_4 in T_3 wichtig sind. Entzündungen führen zur Bildung schädlicher freier Radikale, die die Zellmembranen angreifen und die T_4-Umwandlung weiter beeinträchtigen. Dieser Prozess wird als Lipidperoxidation bezeichnet.

Die Symptome einer T_4- zu T_3-Konversionsstörung ähneln denen einer Hypothyreose, können aber schwer zu diagnostizieren sein, weil dabei der TSH-Wert im Blut oft normal bleibt. Zur Diagnostik empfehlen sich umfassende Bluttests, bei denen neben den Standardtests (TSH und großes Blutbild) auch weitere Laborwerte (Seite 38) bestimmt werden sollten. Zusätzlich zu den Bluttests ist der Einsatz bildgebender Verfahren (Ultraschalluntersuchung) ratsam.

Die Behandlung zielt auf die Ursache der Konversionsstörung ab, zum Beispiel die Stärkung der Nebennieren, die Reduzierung von Entzündungen, die Verbesserung des Leberstoffwechsels oder die Optimierung der Mikronährstoffversorgung. Unterstützend kann die Einnahme von Selen, Zink, Eisen, Bitterstoffen und Tyrosin die Umwandlung von T_4 in T_3 fördern.

Muster 4: Schilddrüsenhormonresistenz

Die Schilddrüsenhormonresistenz ist eine Erkrankung, bei der zwar ausreichend Schilddrüsenhormone produziert werden, die Körperzellen diese jedoch nicht effektiv aufnehmen können. Obwohl die Blutwerte für Schilddrüsenhormone normal oder leicht erhöht sind, zeigen die Betroffenen Symptome einer Hypothyreose (Schilddrüsenunterfunktion).

Es gibt verschiedene Ursachen für eine Hormonresistenz. Chronischer Stress kann durch erhöhte Cortisolspiegel die Aufnahme von Schilddrüsenhormonen in die Zellen beeinträchtigen. Ein erhöhter Homocysteinspiegel, ein Stoffwechselprodukt, kann ebenfalls negative Auswirkungen auf die Schilddrüsenhormonfunktion haben. Darüber hinaus können genetische Faktoren die Empfindlichkeit gegenüber Schilddrüsenhormonen beeinflussen.

Zusammenfassung

Die vorgestellten vier Muster der Hypothyreose verdeutlichen, wie komplex die Erkrankungen der Schilddrüse sein kann. Die Symptome können vielfältig und unspezifisch sein, was die Diagnose erschwert. Aus diesem Grund ist es entscheidend, die Symptome einer Hyper- oder Hypothyreose zu kennen. Nur so können die Beschwerden richtig eingeordnet und entsprechende Maßnahmen sowie Diagnostik eingeleitet werden, um vorschnelle Schlüsse zu vermeiden.

Die Diagnose einer Schilddrüsenhormonresistenz erfordert eine sorgfältige Bewertung der Symptome und die Berücksichtigung des medizinischen Hintergrunds. Blutwerte für Schilddrüsenhormone können dabei normal oder leicht erhöht sein.

Die Behandlung zielt auf die Ursache der Hormonresistenz ab. Das kann Maßnahmen wie Stressreduktion, Senkung des Homocysteinspiegels oder die Optimierung der Ernährung umfassen. In einigen Fällen kann die unterstützende Einnahme von Schilddrüsenhormonen notwendig sein.

Die vier Konstitutionstypen

Die ganzheitliche Betrachtung kennt vier Konstitutionstypen, die besonders anfällig für die Entwicklung einer Hashimoto-Thyreoiditis sind und bestimmte Merkmale und Eigenschaften haben.

Die Klassifizierung der Hashimoto-Konstitutionstypen erinnert an traditionelle medizinische Ansätze, wie sie in der chinesischen oder ayurvedischen Medizin üblich sind, wo Menschen anhand spezifischer Körper- und Temperamentstypen eingeteilt werden. Die Hashimoto-Thyreoiditis zeigt sich typischerweise in zwei morphologischen Formen:

- **atrophische Form:** Dabei schrumpft die Schilddrüse und ihr Volumen nimmt ab. Diese Form ist häufig mit einer schwereren Unterfunktion der Schilddrüse (Hypothyreose) verbunden.
- **hypertrophe Form:** Diese Form tritt seltener auf und stellt eine Mischform zwischen Kropf, Morbus Basedow und akuter Hashimoto dar. Dabei vergrößert sich die Schilddrüse und es treten häufig Antikörper gegen TPO (Thyreoperoxidase) und TRAK (TSH-Rezeptor-Antikörper) auf.

Durch umfangreiche Beobachtungen und praktische Erfahrungen in der medizinischen Praxis zeigt sich immer wieder, dass bestimmte Konstitutionstypen eine erhöhte Tendenz zur Entwicklung dieser Erkrankung aufweisen. Obwohl jede Person eine eigene, individuelle Geschichte mit der Erkrankung hat, lassen sich bestimmte Muster und Überschneidungen identifizieren.

1. Adrenal-Typ

Der Adrenal-Typ ist gekennzeichnet durch eine Schwäche oder Erschöpfung der Nebennieren, die häufig durch anhaltenden Stress verursacht wird. Diese Nebennierenschwäche beeinträchtigt die Fähigkeit des Körpers, angemessen auf Stress zu reagieren, was wiederum die Autoimmunreaktion gegen die Schilddrüse verstärken kann.

Typische Symptome:

- chronische Müdigkeit, auch nach ausreichend Schlaf
- starkes Energietief am Nachmittag
- Heißhunger auf salzige Speisen
- niedriger Blutdruck, oft verbunden mit Schwindelgefühlen
- geringere Stressresilienz
- dunkle, erscheinende Augenringe
- Schwellungen am Unterlid

Behandlungsansatz: Die Behandlung zielt darauf ab, die Nebennierenfunktion zu stärken und den Körper stressresistenter zu machen. Das beinhaltet eine ausgewogene Ernährung, einen gezielten Einsatz von Mikronährstoffen und/oder Adaptogenen wie Rhodiola Rosea und Bitterstoffen zur Unterstützung des Leberstoffwechsels, ausreichend Ruhe und stressreduzierende Techniken, moderate Bewegung sowie den Verzicht auf Zucker und einfache Kohlenhydrate.

2. Gastrointestinal-Typ

Dieser Typ ist durch häufige Probleme im Magen-Darm-Trakt gekennzeichnet, insbesondere das Leaky-Gut-Syndrom (erhöhte Durchlässigkeit der Darmbarriere) und SIBO (Small Intestinal Bacterial Overgrowth, bakterielle Fehlbesiedlung des Dünndarms). Bei einem Leaky Gut können vermehrt Toxine und Allergene die Darmbarriere passieren, was zu einer Aktivierung des Immunsystems führen und potenziell eine Autoimmunreaktion gegen die Schilddrüse auslösen kann.

Beobachtungen und Studien deuten darauf hin, dass dieser Typ unter den Hashimoto-Konstitutionstypen dominiert.[26] Viele Personen mit Hashimoto-Thyreoiditis berichten sowohl vor als auch nach ihrer Diagnose von Verdauungsproblemen.

Typische Symptome:

- Blähungen oder Gefühl des Aufgeblähtseins
- Wechsel zwischen Durchfall und Verstopfung
- Nahrungsmittelunverträglichkeiten
- immer wiederkehrende Blasenentzündungen
- Entzündungsneigung im Darmbereich

Behandlungsansatz: Der Behandlungsplan umfasst eine gründliche Untersuchung des Magen-Darm-Trakts, einschließlich detaillierter Stuhlanalysen. Therapeutische Maßnahmen konzentrieren sich auf die Verbesserung der Darmgesundheit und die Modulation der Immunreaktion. Das wird primär durch eine entzündungshemmende Ernährung und eine gezielte Beeinflussung der Magen-Darm-Symbiose erreicht.

3. Nährstoffmangel-Typ

Personen dieses Typs zeigen häufig Anzeichen einer Kryptopyrrolurie (KPU) oder Hämopyrrollaktamurie (HPU). Bei diesen Stoffwechselstörungen kommt es, insbesondere unter Stressbelastung, zu einer erhöhten Ausscheidung bestimmter Pyrrole über den Urin. Das kann zu einem signifikanten Mangel an wichtigen Mikronährstoffen führen, vor allem an Zink und Vitamin B_6.

Typische Symptome:
- chronische Müdigkeit und Erschöpfung
- Ödeme, besonders im Gesichtsbereich (unter den Augen und an den Jochbeinen)
- Haarausfall und brüchige Nägel
- Hypermobilität der Gelenke
- erhöhte Infektanfälligkeit durch ein geschwächtes Immunsystem
- Anämie (Blutarmut)
- neurologische Symptome (z. B. Konzentrationsstörungen, Stimmungsschwankungen)
- gastrointestinale Beschwerden (z. B. Verstopfung, Blähungen, Durchfall, Aufgeblähtsein)

Behandlungsansatz: Die Therapie basiert auf einer gründlichen Diagnostik, einschließlich spezifischer Blut- und Urinuntersuchungen, um Nährstoffmängel präzise zu identifizieren. Der Schwerpunkt liegt auf einer gezielten Supplementierung der defizitären Mikronährstoffe. Ergänzend wird eine individuell angepasste Ernährungsweise empfohlen, die den spezifischen Bedürfnissen dieses Typs Rechnung trägt. Stressmanagement-Techniken können ebenfalls hilfreich sein, um die Symptome zu lindern und den Nährstoffverlust zu minimieren.

4. Hormoneller Typ

Dieser Typ zeichnet sich durch hormonelle Ungleichgewichte aus, die insbesondere die Sexual- und Schilddrüsenhormone betreffen. Diese Dysbalancen können die Autoimmunaktivität gegen die Schilddrüse beeinflussen und verstärken.

Typische Symptome:
- unregelmäßiger Menstruationszyklus
- menopausale Symptome wie Hitzewallungen und Nachtschweiß
- verminderte Libido und mögliche Fruchtbarkeitsprobleme
- Schwankungen in Gewicht und Stimmung
- hormonell bedingte Hautunreinheiten, vor allem im Kinnbereich

Diagnostik: Die Diagnose basiert auf umfassenden Hormontests, die ein detailliertes Bild des hormonellen Status liefern.

Behandlungsansatz:

- **Ernährung:** Eine auf das hormonelle Gleichgewicht abgestimmte Ernährungsweise wird empfohlen.
- **Bewegung:** Regelmäßige körperliche Aktivität kann zur Hormonstabilisierung beitragen.
- **Hormontherapie:** In manchen Fällen kann eine bioidentische Hormontherapie in Erwägung gezogen werden. Diese sollte stets unter ärztlicher oder therapeutischer Aufsicht erfolgen.
- **pflanzliche Unterstützung:** Bestimmte Pflanzenextrakte wie Ashwagandha und Bockshornklee werden aufgrund ihrer potenziell hormonmodulierenden Wirkungen eingesetzt. Ihre Anwendung sollte jedoch mit einem fachkundigen Schilddrüsentherapeuten/-Coach, einem Arzt oder einer Ärztin abgesprochen werden.

Zusammenfassung

Die Behandlung der Hashimoto-Thyreoiditis erfordert einen maßgeschneiderten Ansatz mit regelmäßiger Überwachung und Anpassung. Konventionelle und komplementäre Methoden unter fachkundiger medizinischer Betreuung bieten vielversprechende Möglichkeiten für eine umfassende Therapie.
Die Klassifizierung in verschiedene Konstitutionstypen, basierend auf klinischen Beobachtungen, eröffnet Wege für eine präzisere Behandlungsstrategie. Dieser Ansatz kann die Lebensqualität der Betroffenen verbessern und Symptome effektiv lindern. Entscheidend sind eine gründliche Anamnese, präzise Diagnostik und ein ganzheitliches Therapiekonzept, das individuelle Bedürfnisse berücksichtigt.
Diese personalisierte Herangehensweise ermöglicht Betroffenen, aktiv an ihrer Genesung mitzuwirken und eröffnet neue Perspektiven im Umgang mit Hashimoto-Thyreoiditis. Ein gut abgestimmter Behandlungsplan in Kombination mit einer positiven Einstellung kann zu signifikanten Verbesserungen im Alltag und im allgemeinen Wohlbefinden führen.

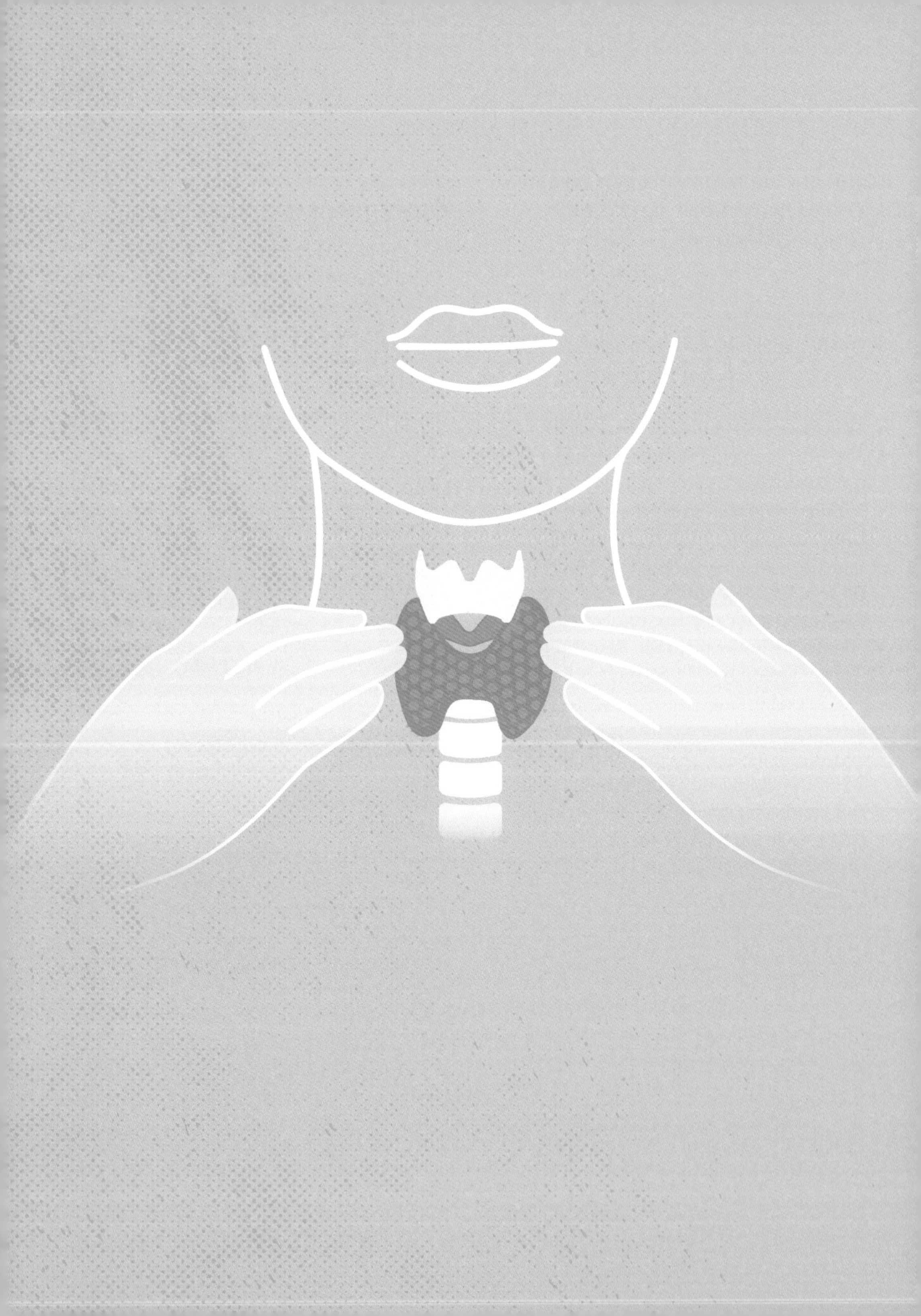

Hashimoto behandeln und heilen

Es gibt unterschiedliche ganzheitliche Behandlungsansätze, aber Sie können auch viel selbst tun: Lebensstilveränderungen, Anwendungen und Hausmittel helfen.

Ganzheitliche Behandlungsansätze

Wichtig ist es, die Autoimmunreaktionen zu stoppen. Aber auch die vielfältigen Verbindungen zwischen Schilddrüse, Darm und Leber sollten berücksichtigt werden.

Regulierung des fehlgeleiteten Immunsystems

Ein zentraler Aspekt der Hashimoto-Behandlung ist die Regulierung des Immunsystems, um die zerstörerische Autoimmunreaktion zu stoppen. Der Autoimmunprozess ist die Wurzel der Hashimoto-Thyreoiditis. Der stärkste Hebel zur Regulierung des Immunsystems liegt direkt auf Ihrem Teller: die Ernährung.

In der westlichen Welt wird oft zu schnell, zu häufig und zu ungesund gegessen. Über 70 Prozent der heutigen Nahrungsmittel gab es vor 70 Jahren noch nicht. Die heutige Ernährung wird dominiert von Zucker, Mehlprodukten, Fast Food, Convenience-Produkten und Essen to go. Das widerspricht der jahrtausendelangen Jäger-Sammler-Kultur, an die unser Körper genetisch angepasst ist. Erst vor etwa 12 000 Jahren wurden die Menschen sesshaft und begannen mit dem Ackerbau.

Aus evolutionärer Sicht sind 12 000 Jahre Ackerbau eine kurze Zeit, und 70 Jahre moderne Landwirtschaft sind nur ein Wimpernschlag – viel zu kurz für eine natürliche Anpassung. Genetisch unterscheiden wir uns kaum von den Jägern und Sammlern von vor 12 000 bis 20 000 Jahren.[27]

Eine der wenigen Anpassungen ist die Laktosetoleranz, die vor allem Europäern erlaubt, Milch in größeren Mengen zu konsumieren, ohne Beschwerden zu haben.

Ernährungsrevolution

Laut Loren Cordain, Professor an der Colorado State University und Gründervater der Paläoernährung, gibt es sieben wesentliche Unterschiede zwischen der heutigen und der ursprünglichen Ernährung unserer Vorfahren:

1. **Hohe glykämische Last:** Moderne Lebensmittel lassen unseren Blutzucker in die Höhe schießen.
2. **Zusammensetzung der Fettsäuren:** Der Fettkonsum, vor allem von gesättigten Fettsäuren und Transfettsäuren, hat sich dramatisch verändert.
3. **Zusammensetzung der Nährstoffe:** Durch die starke Verarbeitung der Lebensmittel und deren Zubereitung (Mikrowelle usw.) nehmen wir viel weniger lebenswichtige Nährstoffe zu uns.
4. **Mengen an Mikronährstoffen:** Die moderne Ernährung ist oft arm an wichtigen Mikronährstoffen wie Vitaminen, Mineralstoffen und sekundären Pflanzenstoffen, die für eine optimale Gesundheit unerlässlich sind. Eine Ernährung, die reich an frischem Obst, Gemüse, Nüssen und Samen ist, bietet hingegen eine Fülle dieser essenziellen Mikronährstoffe.
5. **Säure-Basen-Verhältnis:** Die westliche Ernährung ist viel zu sauer.
6. **Verhältnis von Natrium zu Kalium:** Die westliche Ernährung enthält zu viel Salz und zu wenig Kalium.
7. **Menge an Ballaststoffen:** Wir essen viel zu wenig ballaststoffreiche Kost.

Dieses veränderte Essverhalten ist eine der Hauptursachen für die Entwicklung von chronisch entzündlichen Erkrankungen und Autoimmunerkrankungen.

Der Darm – der Immun-Held

Bei jedem Kau- und Essensvorgang kommt es zu einer Entzündung im Verdauungstrakt: die sogenannte »postprandiale Entzündung«, also die Entzündung, die mit dem Essen kommt. Evolutionär betrachtet ist das sinnvoll, weil wir über das Essen auch immer potenziell schädliche Stoffe wie Bakterien, Viren, Parasiten und Toxine aufnehmen. Aus diesem Grund befinden sich etwa 80 Prozent unserer Immunzellen im Verdauungstrakt, und mit jedem Bissen wird das Immunsystem aktiviert. Doch die gute Nachricht: Durch artgerechte Lebensmittel und längere Essenspausen (mindestens vier bis sechs Stunden) können wir diese Entzündung minimieren und unserem Immunsystem eine wohlverdiente Pause gönnen. Generell gilt es, die sechs größten Entzündungsmacher zu vermeiden, um das Immunsystem nicht zu belasten.

Die sechs größten Entzündungsmacher:

1. **Kalorienreiche Mahlzeiten (über 225 kcal/100 g):** Eine übermäßige Kalorienaufnahme, besonders aus fett- und zuckerreichen Lebensmitteln, stört das Gleichgewicht im Darm und führt zu Entzündungen im ganzen Körper. Fettkalorien erhöhen den oxidativen Stress

und verursachen Probleme in den Zellen, was Entzündungen auslöst. Wachsende Fettzellen setzen entzündliche Substanzen frei, die Insulinresistenzen und einen chronisch erhöhten Blutzuckerspiegel begünstigen – perfekte Voraussetzungen für Entzündungen.[28]

2. **Fettreiche Mahlzeiten (über 40 g/Mahlzeit):** Fettreiche Mahlzeiten können das Wachstum bestimmter entzündungsfördernder Bakterien im Darm unterstützen und zu systemischen Entzündungen führen. Diese Entzündungen können das zentrale Nervensystem beeinflussen und potenziell das Sättigungsgefühl verändern. Um die negativen Auswirkungen von Entzündungen und Gewichtszunahme zu minimieren, ist es ratsam, nach fettreichen Mahlzeiten längere Pausen von mindestens sechs bis acht Stunden einzuhalten. Das gibt dem Körper Zeit, die Entzündungsreaktion zu verarbeiten und den Insulinspiegel zu regulieren.[29]
3. **Fruktosereiche Mahlzeiten (über 10 Prozent/Mahlzeit):** Übermäßiger Fruktosekonsum führt zu einer Fettleber und Leberentzündungen, was Insulinresistenzen und Stoffwechselprobleme begünstigt. Das erhöht die Entzündungsanfälligkeit des Körpers.[30]
4. **Erhöhte Nahrungsfrequenz (über 21 Mahlzeiten pro Woche):** Häufiges Essen verstärkt die Entzündungsreaktion nach dem Essen, was zu anhaltenden Entzündungen führt. Ein chronisch erhöhter Blutzuckerspiegel und die gestörte Reinigung des Dünndarms tragen ebenfalls zu entzündlichen Prozessen bei und verschärfen Blutzuckerprobleme.[31]
5. **Verarbeitete Lebensmittel:** Lebensmittel mit künstlichen Zusatzstoffen reizen das Immunsystem und lösen Entzündungen aus. Bestimmte Inhaltsstoffe wie Casein, Gluten, Lektine und Phytate schädigen die Darmbarriere und führen zu einem »löchrigen Darm«. Je nach genetischer Veranlagung wirken diese Lebensmittel unterschiedlich auf das Immunsystem.[32]
6. **Bewegungsmangel:** Mangelnde Bewegung verstärkt die Neigung zu Entzündungen. Körperliche Aktivität, besonders vor dem Essen, erhöht die Empfindlichkeit der Muskeln für Insulin und verbessert die Zuckeraufnahme. Bewegungsmangel verstärkt die Entzündungsreaktion nach dem Essen und führt zu chronischen Entzündungen.[33]

Diese sechs größten Entzündungsmacher bilden die Grundlage für eine Reihe von gesundheitlichen Problemen, die sich gegenseitig verstärken und letztlich in ernsthaften Erkrankungen münden können. Diese Entzündungsquellen tragen entscheidend dazu bei, dass es zu einer Überwucherung des Dünndarms mit Bakterien (SIBO), einem Mangel an Magensäure und einer durchlässigen Darmschleimhaut (Leaky Gut) kommt. Zudem begünstigen sie Störungen im Leberstoffwechsel, zum Beispiel eine nicht alkoholische Fettleber (NAFLD), und führen zu einer gestörten Leber-Schilddrüsen-Achse.

Diese chronischen Entzündungen beeinträchtigen auch die Aufnahme und den Stoffwechsel wichtiger Mikronährstoffe wie Eisen, Selen, Zink, Vitamin D_3 und Jod, was wiederum die Entwicklung und das Fortschreiten von Hashimoto-Thyreoiditis fördern kann. Der daraus resultierende Stress verschärft das ganze Krankheitsbild zusätzlich, indem er die Entzündungsprozesse weiter antreibt und den Körper in einen Teufelskreis von Entzündung und Nährstoffmangel führt.

Magensäuremangel und -überschuss (SIBO)

Hashimoto-Thyreoiditis und Verdauungsstörungen wie SIBO (Small Intestinal Bacterial Overgrowth), Magensäuremangel (Hypochlorhydrie) und gelegentlich ein Überschuss an Magensäure können sich gegenseitig verstärken. Während Hashimoto diese Verdauungsprobleme begünstigen kann, fördern umgekehrt diese Störungen auch das Fortschreiten von Hashimoto.

Magensäuremangel

Ein Magensäuremangel betrifft etwa 30 bis 40 Prozent der älteren Erwachsenen (ab 55 Jahren). Bei Personen mit Autoimmunerkrankungen wie Hashimoto-Thyreoiditis oder chronischer Helicobacter-pylori-Infektion ist der Anteil noch höher. Studien schätzen, dass etwa 40 Prozent der Hashimoto-Betroffenen auch an Autoimmun-Gastritis leiden, was zu Magensäuremangel führt und die Verdauung sowie die Nährstoffaufnahme erheblich beeinträchtigt.[34]

Häufige Symptome:

- Verdauungsbeschwerden wie Blähungen, Aufstoßen und Völlegefühl nach dem Essen
- Sodbrennen und gastroösophagealer Reflux
- Übelkeit oder allgemeines Unwohlsein im Magenbereich
- Durchfall oder Verstopfung
- Nahrungsmittelunverträglichkeiten, besonders gegenüber Proteinen
- Mangelerscheinungen, insbesondere von Vitamin B_{12}, Eisen, Kalzium und anderen Nährstoffen

Diagnosemethoden für Magensäuremangel:

- **Heidelberger Kapseltest:** Bei diesem Test wird eine kleine, kabellose Kapsel geschluckt, die den pH-Wert im Magen misst und drahtlos an ein externes Gerät überträgt. Diese Methode erlaubt eine direkte und kontinuierliche Messung der Magensäureproduktion und kann detaillierte Informationen über den Säuregehalt im Magen liefern.
- **GastroPanel-Bluttest:** Dieser Test ist ein spezieller Bluttest, der die Levels von Gastrin, Pepsinogen und anderen

Markern misst, die indirekt Hinweise auf die Magensäureproduktion geben können. Gastrin ist ein Hormon, das die Magensäuresekretion stimuliert. Erhöhte Werte können auf eine verminderte Säureproduktion hinweisen.

- **Gastroskopie mit Biopsie:** Diese Methode ermöglicht eine direkte Betrachtung und Untersuchung der Magenschleimhaut und kann helfen, eine Autoimmun-Gastritis zu diagnostizieren.
- **Natron-Test (Bicarbonat-Test für Zuhause):** Der Natron-Test ist ein einfacher Heimtest, der erste Hinweise auf Magensäuremangel liefern kann. Dazu wird ein halber Teelöffel Natron in einem halben Glas Wasser aufgelöst und morgens auf nüchternen Magen getrunken. Bleibt das Aufstoßen innerhalb von fünf Minuten aus oder ist es gering, kann dies auf einen Magensäuremangel hinweisen. Es ist wichtig, diesen Test vorsichtig anzuwenden, insbesondere bei gesundheitlichen Bedingungen wie Bluthochdruck oder Herzerkrankungen, weil Natron einen hohen Natriumgehalt hat.

Was ist SIBO?

SIBO ist eine Erkrankung, bei der eine übermäßige Anzahl von Bakterien im Dünndarm vorhanden ist. Normalerweise ist die Bakteriendichte im Dünndarm viel geringer als im Dickdarm, was eine ungestörte Nährstoffaufnahme gewährleistet. Bei SIBO können jedoch fermentative Aktivitäten der Bakterien zu Symptomen wie Blähungen (vor allem im Unterbauch), Bauchschmerzen, Müdigkeit, Durchfall und Nährstoffmängeln führen. Hashimoto-Patienten klagen oft über diese Verdauungsbeschwerden.

Die häufigsten Symptome von SIBO:

- **Blähungen im Unterbauch:** Ein aufgeblähter Unterbauch ist ein typisches Symptom von SIBO und deutet häufig auf eine bakterielle Überwucherung im Dünndarm hin.
- **Bauchschmerzen und Krämpfe:** Diese treten oft nach dem Essen auf und können durch die Fermentationsprozesse der Bakterien im Dünndarm verursacht werden.
- **Durchfall oder Verstopfung:** SIBO kann sowohl zu Durchfall als auch zu Verstopfung führen, weil die Darmflora und die Motilität des Darms gestört sind.
- **Müdigkeit und Erschöpfung:** Aufgrund der schlechten Nährstoffaufnahme können Betroffene sich ständig müde und erschöpft fühlen.
- **Gewichtsverlust oder -zunahme:** Trotz normaler oder gesteigerter Nahrungsaufnahme kann es zu ungewolltem Gewichtsverlust kommen. In einigen Fällen kann auch eine Gewichtszunahme auftreten, oft durch Flüssigkeitseinlagerungen.
- **Nährstoffmängel:** SIBO kann zu Mangelerscheinungen führen, weil die Aufnahme von Vitaminen und Mineralstoffen beeinträchtigt ist.

Diagnosemethoden für SIBO:

- **Wasserstoff-Atemtest:** Bei diesem Test trinken Sie eine Lösung aus Glukose oder Laktulose. Dann wird in regelmäßigen Abständen der Wasserstoffgehalt in der Ausatemluft gemessen. Erhöhte Wasserstoffwerte deuten auf eine bakterielle Fermentation im Dünndarm hin.
- **Methan-Atemtest:** Ähnlich wie der Wasserstoff-Atemtest, misst dieser Test den Methangehalt in der Ausatemluft. Einige Menschen produzieren mehr Methan als Wasserstoff bei bakterieller Fermentation.
- **Dünndarmaspiration und -kultur:** Das ist der Goldstandard in der Schulmedizin für die Diagnose von SIBO, bei dem eine Probe des Dünndarminhalts entnommen und auf das Vorhandensein von Bakterien kultiviert wird. Diese Methode ist jedoch invasiver und wird seltener angewendet, weil die genannten Atemtests mittlerweile sehr zuverlässig sind.

Magensäureüberschuss

Obwohl seltener, kann auch ein Überschuss an Magensäure bei Hashimoto-Patienten auftreten. Dieser Zustand kann belastende Symptome wie Sodbrennen, gastroösophagealen Reflux und stechende Magenschmerzen verursachen. Es ist enorm wichtig, die Balance der Magensäure zu regulieren, weil sowohl ein Mangel als auch ein Überschuss die Verdauung erheblich beeinträchtigen können.

Leaky-Gut-Syndrom

Der Darm stellt die größte Kontaktfläche zur Außenwelt dar. Bei jedem Schluck und jedem Bissen muss unser Körper entscheiden, welche Stoffe diese Darmbarriere passieren dürfen. Dabei ist der Darm nicht dicht wie ein Mauerwerk, sondern mit seinen »Tight Junctions« eine durchlässige Membran. Diese Membran schützt uns, indem sie nur die wichtigen Nährstoffe in den Blutkreislauf lässt und die schädlichen draußen hält. Das darmassoziierte Immunsystem (GALT) spielt dabei eine zentrale Rolle.

Durch die bereits beschriebenen sechs entzündungsfördernden Faktoren (Seite 71) sowie den Verzehr von stark glutenhaltigen Lebensmitteln, den hohen Konsum von Nachtschattengewächsen (wie Auberginen, Kartoffeln, Tomaten, Erdnüssen und Cashewkernen), Dauerstress und bestimmte Medikamente (wie Schmerzmittel) wird diese Membran jedoch beschädigt und durchlässiger. Das führt dazu, dass unerwünschte Stoffe wie Toxine, Mikroben und unverdaute Nahrungsmittelpartikel in den Blutkreislauf gelangen können. Normalerweise halten enge Zellverbindungen in der Darmschleimhaut diese Eindringlinge zurück. Aber bei einem durchlässigen Darm sind diese Verbindungen geschwächt und die schützende Barriere funktioniert nicht mehr richtig.

Das Immunsystem reagiert auf die Fremdstoffe im Blut, indem es in Alarmbereitschaft geht und ständig Antikörper produziert. Diese chronische Entzündung ist wie ein ständiger innerer Krieg, der das Risiko für Autoimmunerkrankungen erheblich erhöht. Stellen Sie sich vor, Ihr Körper kämpft ständig gegen sich selbst – das ist die beängstigende Realität vieler Menschen mit Autoimmunerkrankungen wie Hashimoto-Thyreoiditis, Rheumatoider Arthritis und vielen anderen. Darum wird das Leaky-Gut-Syndrom auch häufig als die »Mutter der Autoimmunerkrankungen« bezeichnet.

Vielfältige Symptome: Die Symptome des Leaky-Gut-Syndroms sind vielfältig und oft schwer zuzuordnen. Sie können viele Körpersysteme betreffen und werden daher häufig übersehen oder falsch diagnostiziert.

- **Verdauungsprobleme:** Blähungen, Durchfall oder Verstopfung, die einfach nicht verschwinden wollen
- **Allergien und Nahrungsmittelintoleranzen:** plötzliche Reaktionen auf Lebensmittel, die Sie früher problemlos essen konnten

Wenn die Tight Junctions nicht richtig funktionieren oder die Darmepithelzellen geschädigt sind, kann es zu einem Leaky Gut (durchlässigen Darm) kommen. Dabei gelangen Fremdstoffe durch die gestörte Darmbarriere ins Blut, was eine Immunreaktion des Körpers auslösen kann.

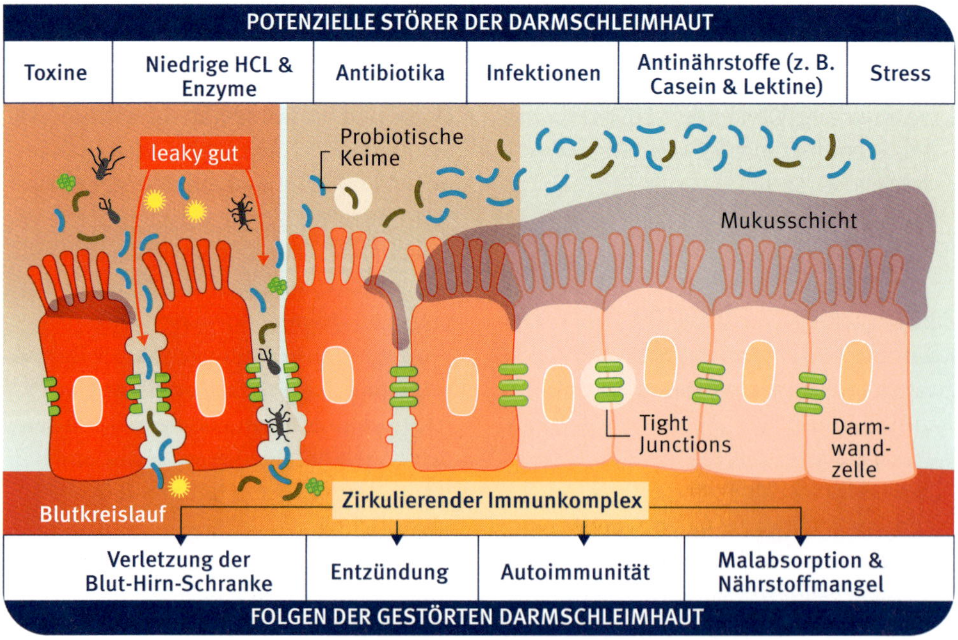

- **chronische Müdigkeit:** ein ständiges Gefühl der Erschöpfung, das selbst nach ausreichend Schlaf nicht verschwindet
- **Gelenkschmerzen:** unerklärliche, wandernde Schmerzen in den Gelenken
- **Hautprobleme:** Ekzeme, Akne oder Rosacea, die trotz Pflege immer wieder auftreten
- **Stimmungsschwankungen:** Anfälle von Angst, Depressionen oder Reizbarkeit ohne erkennbaren Grund
- **Autoimmunerkrankungen:** Die plötzliche Diagnose einer Autoimmunerkrankung kann oft mit einem Leaky Gut in Verbindung gebracht werden.

Wie erkennt man einen Leaky Gut?

Die Diagnose eines Leaky-Gut-Syndroms ist komplex und erfordert oft spezielle Tests.

Laktulose-Mannitol-Test: Zwei Zuckermoleküle werden getrunken. Ihre Ausscheidung im Urin gibt Aufschluss über die Darmdurchlässigkeit.

Bluttests:

- **Leukozyten niedrig:** Niedrige Leukozytenwerte deuten auf eine geschwächte Immunabwehr hin, oft verbunden mit Darmstörungen und einer postprandialen Entzündung.
- **Zonulin und i-FABP erhöht:** Erhöhte Werte dieser Marker im Blut deuten auf eine gestörte Darmbarriere hin. Zonulin kann auch im Stuhl gemessen werden und ist ein starker Indikator für eine erhöhte Darmpermeabilität.
- **Vitamin B_{12} erniedrigt:** Ein niedriger Vitamin-B_{12}-Spiegel weist auf eine gestörte Aufnahme im Darm hin, oft durch entzündliche Darmerkrankungen, ein Leaky-Gut-Syndrom oder durch fehlende Magensäure verursacht.
- **Harnstoff erhöht:** Erhöhte Harnstoffwerte können auf einen zu alkalischen Darm und eine ineffiziente Nährstoffaufnahme hinweisen, verbunden mit einer entzündlichen Darmerkrankung.
- **CRP erhöht:** Erhöhte CRP-Werte zwischen 1 und 5 mg/l deuten bereits auf eine chronische, niedergradige Entzündung hin, oft assoziiert mit dem Leaky-Gut-Syndrom. Studien belegen, dass leicht erhöhte CRP-Werte auf niedriggradige Entzündungen hindeuten können.[35]

Stuhltests:

- **Calprotectin:** ist ein Marker für entzündliche Prozesse im Darm. Erhöhte Werte weisen auf entzündliche Darmerkrankungen hin.
- **Alpha 1-Antitrypsin:** ist ein Protein, dessen erhöhter Wert im Stuhl auf eine gestörte Darmbarriere und Entzündungen hindeutet.
- **pH-Wert:** Ein unausgeglichener pH-Wert im Stuhl kann auf Dysbiosen und andere Verdauungsstörungen hinweisen.
- **IgA:** Sekretorisches Immunglobulin A ist ein wichtiger Bestandteil der Schleimhautabwehr. Erhöhte Werte

können auf eine übermäßige Immunreaktion im Darm hinweisen.

- **Zonulin:** ist ein Protein, das die Durchlässigkeit der Darmbarriere reguliert. Erhöhte Werte im Stuhl sind ein direkter Indikator für das Leaky-Gut-Syndrom.

Es gibt Heimtests, die Sie einfach und bequem zu Hause durchführen können. Sie bieten eine umfassende Analyse der Darmgesundheit und helfen dabei, das Leaky-Gut-Syndrom frühzeitig zu erkennen. Hinweise dazu finden Sie in meinen Empfehlungen (Seite 128).

Leber und Schilddrüse – ein unschlagbares Duo

Leber und Schilddrüse sind ein Dreamteam, das oft unterschätzt wird. Die Leber ist nicht nur das größte Stoffwechselorgan, sondern auch ein unverzichtbarer Unterstützer der Schilddrüse. Warum? Ein Großteil der Aktivierung der Schilddrüsenhormone findet in der Leber statt. Das liegt daran, dass die Leber mit ihren vielen Mitochondrien auf eine gute Versorgung mit den aktiven Schilddrüsenhormonen angewiesen ist, um ihre hohe Stoffwechselaktivität zu bewältigen.

Beispiel einer Labor- und Stuhlanalyse

BLUT–SERUM					
Leukozyten	S		5,0	/nl	3,9–10,2
Zonulin im Serum	S	▲	60,5	ng/ml	20,0–38,0
I-FABP	S	▲	2046,3	pg/ml	< 1362,3
Vitamin B12	S	▼	207	pg/ml	400–771
Vitamin B12 Aktiv	S		54,0	pmol/l	37,5–188,0
Harnstoff	S		41,0	mg/dl	16,6–48,5
CRP	S		2,4	mg/l	< 5,0
STUHLANALYSE					
Calprotectin i. St.	S	▲	72,5	µg/g	< 50,0
Alpha 1-Antitrypsin i. St.	S	▲	418	µg/g	< 268
pH-Wert i. St.	S	▼	5,6		6,0–7,0
IgA i. St.	S	▲	2536	µg/g	510–2040
Zonulin im Stuhl	S	▲	93,0	ng/ml	43,0–79,0

Die Leber – der Chef im Bauch

Die Leber ist das zentrale Organ im Bauchraum. Sie analysiert und verarbeitet die Stoffe, die aus dem Darm zur Leber transportiert werden, baut daraus lebenswichtige Bausteine und schickt sie in den Blutkreislauf. So stellt sie sicher, dass der Körper optimal versorgt wird. Eine Störung in der Leber beeinflusst daher unweigerlich auch die Schilddrüse, so wie auch umgekehrt Schilddrüsenhormonstörungen die Leber negativ beeinflussen.

Die Schilddrüse produziert hauptsächlich das Hormon Tetrajodthyronin (T_4) und in geringeren Mengen Trijodthyronin (T_3). Ein Großteil der Umwandlung von T_4 in das aktive T_3 findet in der Leber statt. Dieses Zusammenspiel ist entscheidend, weil die Dejodase (D1), das Enzym, das diese Umwandlung vornimmt, in großen Mengen im Lebergewebe vorkommt. Diese Tatsache wird oft übersehen, wenn es um die Schilddrüsengesundheit geht. Ohne eine gut funktionierende, gesunde Leber ist auch die Schilddrüsengesundheit beeinträchtigt.

Symptome einer Leberstörung: Die Leber signalisiert ihre Probleme oft durch Symptome wie Müdigkeit, Abgeschlagenheit, Schulter-Nacken-Schmerzen, Flankenkopfschmerzen, Sehschwächen, Schlafstörungen (vor allem häufiges Aufwachen zwischen 1 und 3 Uhr nachts), Gewichtszunahme, trockene Haut und Verdauungsprobleme. Diese Symptome ähneln stark denen einer Schilddrüsenunterfunktion.

Fettleber – eine häufig unterschätzte Gefahr

Bereits ein Drittel der Erwachsenen ist von einer nichtalkoholischen Fettlebererkrankung (NAFLD) betroffen. Bei stark übergewichtigen Personen steigt diese Zahl sogar auf bis zu 70 Prozent, und auch viele übergewichtige Kinder entwickeln eine Fettleber. Das unterstreicht die Dringlichkeit, dieses Gesundheitsproblem frühzeitig zu erkennen und anzugehen.[36]

Ursachen und Risikofaktoren: Die Entstehung einer Fettleber wird häufig durch Bewegungsmangel, lang anhaltenden Stress und eine Ernährung begünstigt, die reich an Kohlenhydraten ist. Hierzu zählt ein hoher Verzehr von Obst, Fruchtsäften, Softdrinks, Getreideprodukten und Alkohol. Auch eine Dysbiose im Darm, charakterisiert durch ein häufiges Gefühl des Aufgeblähtseins im Oberbauch, sowie Fettleibigkeit, Diabetes und Dyslipidämie (eine Fettstoffwechselstörung mit hohen Triglyzeridwerten und niedrigem HDL-Cholesterin), spielen eine Rolle bei der Entwicklung einer Fettleber.

Nichtalkoholische Steatohepatitis (NASH): Rund 10 bis 20 Prozent der Betroffenen mit einer nichtalkoholischen Fettlebererkrankung (NAFLD) entwickeln eine Entzündung, die als nichtalkoholische

Steatohepatitis (NASH) bekannt ist. Dies kann zur Bildung von Fibrose führen, erkennbar an erhöhten GPT- und Gamma-GT-Werten sowie einem Anstieg der GLDH-Werte.

Die Leber-Schilddrüsen-Achse

Die Leber-Schilddrüsen-Achse ist ein faszinierendes und essenzielles Netzwerk im Körper. Eine gesunde Leber unterstützt eine optimale Schilddrüsenfunktion und umgekehrt.

Die Antworten auf folgende Fragen können bereits erste Hinweise auf eine »versteckte Fettleber« geben:

- Leiden Sie unter Antriebslosigkeit und Müdigkeit?
- Haben Sie häufig einen Punktschmerz zwischen den Schulterblättern?
- Bekommen Sie schnell blaue Flecken?
- Haben Sie eine Abneigung gegen fettiges Essen?
- Leiden Sie unter Haarausfall (vor allem schubweise)?
- Haben Sie starke Stimmungsschwankungen?
- Frieren Sie häufig und haben kalte Glieder?
- Haben Sie häufig Gelenk- oder Muskelschmerzen?
- Haben Sie häufig morgens einen unangenehmen Geschmack im Mund?
- Leiden Sie unter chronischen Sehnenbeschwerden?

Laborwerte einer Fettleber mit Anzeichen einer toxischen Belastung durch Schadstoffe

FETTLEBER

Gamma-GT	S	▲ 72	U/l	‹ 60	
GOT	S	36	U/l	10–50	
GPT	S	48	U/l	10–50	
Cholinesterase	S	7,65	U/ml	5,32–12,92	
Alk. Phosphatase	S	77	U/l	40–129	
GLDH	S	▲ 16,2	U/l	‹ 6,4	

Wenn Sie vier oder mehr Fragen mit Ja beantworten, besteht der Verdacht auf eine Belastung oder auf eine Verfettung der Leber. Veranlassen Sie dann die Bestimmung der Laborwerte auf Seite 80 zur Analyse.

Die zwei wichtigsten Laborwerte sind die Cholinesterase und das GLDH (Seite 40). Vor allem das GLDH kann bereits ab einem Wert von über 2,8 U/L einen Hinweis auf eine angehende Fettleber geben. Stimmen dann auch die oben genannten Symptome, ist es empfehlenswert, die Leber zu unterstützen bzw. zu behandeln.

Wie bereits dargestellt, sind die sechs Entzündungsmacher (Seite 71) zusammen mit Dauerstress, Rauchen und übermäßigem Alkoholkonsum die Hauptursachen für SIBO, Magensäureprobleme, das Leaky-Gut-Syndrom und Fettleber. Diese Faktoren begünstigen wiederum Autoimmunerkrankungen wie Hashimoto.
Die logische Schlussfolgerung daraus ist, diese Entzündungsmacher weitestgehend aus dem Leben zu verbannen.

In den nächsten Kapiteln werde ich Ihnen konkrete ganzheitliche Behandlungen vorstellen, die sich in der Praxis bewährt haben. Ich werde Ihnen die drei wichtigsten Doktoren für die Gesundheit und Behandlung von Hashimoto präsentieren, ebenso weitere wertvolle Maßnahmen, die die Schilddrüse in ihrer Heilung unterstützen und regulieren.

Lebensstilveränderung für bessere Gesundheit

Falsche Ernährung, Stress und zu wenig Bewegung verstärken Autoimmunerkrankungen. Mit kleinen Veränderungen im Alltag können Sie selbst viel bewirken.

In den vorherigen Kapiteln haben wir ausführlich Ursachen, Erkennungsmerkmale und Diagnostik der Hashimoto-Thyreoiditis besprochen. Nun wenden wir uns den ganzheitlichen und regulativen Therapiekonzepten zu, die entscheidend zur Heilung beitragen können. Insbesondere die sechs Entzündungsmacher (Seite 71) und Dauerstress sind die Hauptursachen für die Entwicklung von Autoimmunerkrankungen, einschließlich Hashimoto. Das oberste Ziel ist es, diese Entzündungsmacher zu vermeiden.

Die Erkenntnis, dass der Lebensstil den größten Einfluss auf die Entstehung von Hashimoto hat, unterstreicht die Bedeutung einer Veränderung, um Heilung zu ermöglichen.

Der Lebensstil als Medizin

Unabhängig davon, welchem der vier Konstitutionstypen (Seite 64) Sie angehören – Adrenal-Typ, Gastrointestinal-Typ, Nährstoffmangel-Typ oder hormoneller Typ – die Veränderung des Lebensstils ist der wichtigste Schritt für die Heilung von Hashimoto. Aus vielen Gesprächen mit Patienten und Klientinnen weiß ich, dass Veränderungen des Ess- und Lebensstils anfangs eine große Herausforderung darstellen können. Doch ohne die Bereitschaft, aus der »Macht der Gewohnheit« auszubrechen, ist Heilung nicht möglich.

In der Geschichte der Medizin finden wir immer wieder Weisheiten, die bis heute Gültigkeit besitzen. Eine solche Erkenntnis, die der Tradition der hippokratischen Medizin entspricht, lautet sinngemäß: »Bevor man versucht, einen Menschen zu heilen, sollte man ergründen, ob er bereit ist, von dem abzulassen, was ihn krank gemacht hat.« Diese zeitlose Einsicht bringt es auf den Punkt und verdeutlicht, dass alte Gewohnheiten eine große Herausforderung für Patientinnen, Klienten, Therapeutinnen und Coaches darstellen. Schließlich ist Gewohnheit der stärkste »Klebstoff« der Welt. Die Kunst der Heilung liegt also nicht nur in der Behandlung von Symptomen, sondern vor allem darin, krank machende Routinen durch gesundheitsfördernde zu ersetzen.

Diese Herangehensweise, die schon in der Antike bekannt war, unterstreicht die Wichtigkeit der aktiven Mitarbeit der Betroffenen im Heilungsprozess. Sie erinnert uns daran, dass wahre Genesung oft eine tiefgreifende Veränderung des Lebensstils erfordert – eine Herausforderung, der sich sowohl Heilende als auch Hilfesuchende stellen müssen.

Jetzt die gute Nachricht: Eine Autoimmunerkrankung wie Hashimoto ist kein unvermeidbares Schicksal. Sie haben jeden Tag die Chance und Möglichkeit, durch gesunde Handlungen die Krankheit zu stoppen und sogar zu heilen. Im Durchschnitt dauert es 66 Tage, bis aus wiederkehrenden Handlungen neue Gewohnheiten werden. Das fand ein Forscherteam vom University College London im Jahr 2009 heraus.[37]

Die ganzheitliche Behandlung der Hashimoto-Thyreoiditis basiert auf vier wichtigen Säulen:

- typgerechte, physiologische Ernährung
- regelmäßige Bewegung
- Wiedererlangung von Resilienz und kognitiver sowie metabolischer Flexibilität
- Unterstützung mit naturheilkundlichen Mitteln und Interventionen

Typgerechte und physiologische Ernährung

Kaum ein Thema spaltet die Gemüter so sehr wie die richtige Ernährung. Während Fachleute sich einig sind, dass eine ausgewogene Ernährungsweise für die Gesundheit unverzichtbar ist, herrscht Streit darüber, was genau dazugehört.

Offizielle Stellen wie die Deutsche Gesellschaft für Ernährung (DGE) versuchen, wissenschaftlich fundierte Nährstoffempfehlungen zu geben. Im Gegensatz dazu kursieren im Internet und durch selbsternannte Ernährungsexperten unzählige Diät-Trends und Versprechungen für eine Wunderernährung – ob kohlenhydratarm, vegan, Rohkost oder andere Formen.

Dabei wird oft übersehen, dass jeder Mensch individuelle Nahrungsbedürfnisse hat. Studien legen nahe, dass ein und dieselbe Mahlzeit komplett unterschiedliche Auswirkungen auf Metabolismus und Körper haben kann.[38] Während eine Person dünn bleibt, kämpft die nächste mit Übergewicht. Nahrungsaufnahme beeinflusst persönliche Werte wie Cholesterin und Blutdruck unterschiedlich stark. Sogar die Nährstoffverwertung variiert erheblich, etwa aufgrund der individuellen Darmflora. Pauschale Ernährungsformen funktionieren daher im Einzelfall, aber nicht als Lösung für alle.

Die biochemische Einzigartigkeit

Im Fokus der Ernährungsdiskussionen stehen meist nur die Nahrungsmittel selbst. Doch neben der komplexen Biologie des Essens wird leider die eigene menschliche Biochemie oft übersehen. Dabei sollte gerade die Vielfalt der menschlichen Biologie mehr Beachtung finden. Wir Menschen unterscheiden uns nicht nur äußerlich, sondern auch in der Biologie und Körperchemie unserer inneren Organe, Enzyme und Drüsenfunktionen.

Jeder Mensch ist einzigartig und benötigt daher für eine optimale Gesundheit die Nahrungsmittel, die ideal zu seinem individuellen Stoffwechsel passen. Ähnlich wie verschiedene Fahrzeuge unterschiedliche Kraftstoffsorten benötigen, ist es für unsere Körperzellen wichtig, die perfekt abgestimmten Nährstoffe zu erhalten. Gesunde Ernährung bedeutet somit immer eine typgerechte und physiologische Ernährungsweise.

Im Folgenden konzentriere ich mich auf die grundlegenden Ernährungsfakten, die für die meisten Menschen relevant sind. Diese Informationen sollen Ihnen als allgemeine Orientierung dienen und aufzeigen, welche Aspekte der Ernährung besonders beachtenswert sind. Es ist jedoch wichtig zu betonen, dass ein individuell angepasster Ernährungsplan deutlich effektiver ist. Aus diesem Grund empfehle ich seit Jahren das physiologische Ernährungsprogramm von Healthy Balance, das ich noch ausführlicher beschreiben werde (Seite 90).

Gluten

Lassen Sie uns über ein Thema sprechen, das oft im Zusammenhang mit Hashimoto-Thyreoiditis diskutiert wird: Gluten. Vor allem in Deutschland ist Brot ein fester Bestandteil der Ernährung und sehr beliebt. Doch obwohl es so beliebt ist, gibt es einige Probleme mit Gluten, die Sie beachten sollten.

Dr. Alessio Fasano, ein Glutenforscher an der Harvard Medical School, hat eine interessante Entdeckung gemacht: Jedes Mal, wenn Gluten konsumiert wird, wird im Darm ein Protein namens Zonulin freigesetzt. Dieses Protein öffnet die normalerweise dichte Darmbarriere temporär, was zu einem Leaky Gut (durchlässigen Darm, Seite 75) führt. Dieser kann Entzündungen verursachen, die der Leber nicht entgehen.

Die Leber, die sich in unmittelbarer Nähe des Darms befindet, reagiert auf diese Entzündungsbotenstoffe, als wäre der Körper infiziert. Eine Schutzmaßnahme der Leber ist das Wegsperren von Eisen, was zu einem Eisenmangel in den Mitochondrien, den Energiezentren der Zellen, führt. Dadurch fehlt Eisen in den Zellen, und die metabolische Gesundheit leidet. Dieser Mangel kann eine Hypothyreose (Schilddrüsenunterfunktion) und Insulinresistenz begünstigen, was oft mit Übergewicht und metabolischen Problemen einhergeht.

Studien weisen darauf hin, dass Gluten bei Tieren den Stoffwechsel erheblich beeinträchtigen kann.[39] Das Gliadin, ein Bestandteil von Gluten, ist besonders problematisch, weil es schwer verdaulich ist und das Immunsystem zu intensiven Reaktionen anregt. Eine Untersuchung in der Fachzeitschrift »Nature« aus dem Jahr 2010 zeigt, dass Gliadin-Antikörper mit vielen Proteinen im Körper kreuzreagieren können.[40] Das bedeutet, dass das Immunsystem nicht nur gegen Gliadin kämpft, sondern auch gegen körpereigene Proteine, was zu Autoimmunreaktionen führen kann.

Es ist wichtig zu beachten, dass nicht nur Zöliakie-Betroffene Antikörper gegen Gliadin im Blut haben. Laut Dr. Fasano reagiert jeder Mensch auf Gluten empfindlich, allerdings in unterschiedlicher Intensität, was zu einer Vielzahl von Gesundheitsproblemen führen kann.

Gluten kann auch Proteinfragmente, sogenannte Gluteomorphine, erzeugen, die eine opioidähnliche Wirkung im Körper haben und den Energiestoffwechsel beeinflussen können. Zudem kann Gluten eine Darmdysbiose verursachen, also ein Ungleichgewicht der Darmflora, was die Gesundheit weiter beeinträchtigt. Der Verzehr von Ballaststoffen aus verschiedenen Gemüsesorten kann diese negativen Effekte teilweise abmildern.

Mythos Vollkorngetreide

Die Deutsche Gesellschaft für Ernährung (DGE) und viele andere Ratgeber empfehlen den vermehrten Konsum von Vollkornprodukten. Sie sollen durch ihre Ballaststoffe besonders bekömmlich sein und den Insulinspiegel niedrig halten. Außerdem enthalten sie mehr Vitamine, Mineralstoffe und Spurenelemente als Weißmehlerzeugnisse.

Doch gibt es Zweifel an diesen Empfehlungen. Es stimmt, dass Ballaststoffe wichtig für den Darm sind, aber müssen sie unbedingt aus Getreide stammen? Die Schale des Korns hat in erster Linie den Zweck, den Samen zu schützen und mit wichtigen Stoffen zu versorgen. Daher enthalten Vollkornprodukte auch mehr Antinährstoffe als Weißmehlprodukte.

Antinährstoffe in Vollkornprodukten:

- **Lektine:** Diese Proteine binden an Zellmembranen und können den Ver-

dauungstrakt reizen sowie die Nährstoffaufnahme beeinträchtigen. Weizenkeim-Agglutinin (WKA) ist ein bekanntes Lektin im Weizen. Es durchdringt die Darmwand leicht und kann im gesamten Körper chronische Entzündungen verursachen. Außerdem kann WKA an Insulinrezeptoren andocken und Insulinresistenz fördern.
- **Phytinsäure:** Dieser Stoff bindet Mineralstoffe wie Eisen, Zink, Magnesium und Kalzium und blockiert deren Aufnahme im Darm. Phytinsäure kommt vor allem in den äußeren Schichten der Getreidekörner vor.
- **Tannine:** Diese pflanzlichen Polyphenole können die Verdauung von Proteinen und die Absorption von Eisen beeinträchtigen. Sie sind in der Schale vieler Getreidearten enthalten.
- **Enzyminhibitoren:** Diese Stoffe blockieren die Aktivität von Enzymen, die für die Verdauung von Proteinen und Stärke notwendig sind. Sie befinden sich vor allem in der Kleie und im Keim, die bei Vollkornprodukten erhalten bleiben.

Zusammenfassung

Die Empfehlungen für den Verzehr von Vollkornprodukten sollten Sie kritisch betrachten. Vollkorn enthält zwar mehr Nährstoffe, aber auch Antinährstoffe, die gesundheitliche Probleme verursachen können. Pseudogetreide bieten eine nahrhafte und bekömmliche Alternative, besonders für Menschen mit Hashimoto.

Diese Antinährstoffe können je nach Menge und individueller Empfindlichkeit unterschiedliche gesundheitliche Auswirkungen haben.

Für Hashimoto-Patienten empfehle ich, in den ersten zwei Monaten weitestgehend auf Getreideprodukte zu verzichten, um das Immunsystem zu beruhigen. Gute Alternativen sind Pseudogetreide wie Amaranth, Quinoa, Buchweizen, Chia-Samen und Teff. Dinkel, Hirse und Hafer können in kleinen Mengen, vor allem in der ersten Tageshälfte, an zwei bis drei Tagen pro Woche konsumiert werden.

Vorrangig sollten klassische Sättigungsbeilagen wie Nudeln, Kartoffeln, Brot und Reis durch Gemüse, Pseudogetreide sowie Süßkartoffeln, Kürbis, Pastinaken und Topinambur ersetzt werden.

Nachtschattengewächse – ein Genuss mit Tücken

Können Sie sich unsere Küche ohne Kartoffeln, Tomaten oder Auberginen vorstellen? Vermutlich nicht. Diese kulinarischen Alleskönner, die zur Familie der Nachtschattengewächse gehören, haben eine erstaunliche Reise hinter sich. Vor 500 Jahren noch unbekannt in Europa, fanden sie dank der Entdeckungsreisen von Christoph Kolumbus ihren Weg zu uns. Zusammen mit exotischen Früchten, Bohnen und Mais revolutionierten sie unsere Essgewohnheiten. Doch Nachtschattengewächse bergen ein Geheimnis: Solanin, ein natürliches Abwehrmittel der Pflanze.

Wussten Sie, dass Frühkartoffeln, die zu lange im Licht lagen, besonders viel von diesem Stoff enthalten? Auch Druckstellen oder Frostschäden lassen den Gehalt in die Höhe schnellen. Um auf Nummer sicher zu gehen, sollten Sie die Kartoffeln gründlich schälen und in reichlich Wasser kochen – oder noch besser dampfgaren. Das neutralisiert sogar die lästigen Lektine (Seite 85) vollständig.

Interessanterweise scheint jeder Mensch unterschiedlich auf Nachtschattengewächse zu reagieren. Einige Untersuchungen deuten auf mögliche Zusammenhänge mit Blutgruppen hin: Tomaten könnten für die Gruppen 0 und AB besonders verträglich sein, Auberginen für Gruppe B. Paprika gilt als Allrounder für die Gruppen 0, A und B. Zu beachten ist, dass Kartoffeln selbst bei gesundem Stoffwechsel nur gelegentlich verzehrt werden sollten.

Seien Sie jetzt nicht enttäuscht, sondern sehen Sie das als eine Einladung zu kulinarischen Entdeckungen. Süßkartoffeln, Pastinaken, Topinambur, Kürbis oder Möhren sind wunderbare Alternativen. Diese Lebensmittel sind nicht nur köstliche Gaumenschmeichler, sondern auch wahre Gesundheitsbooster. Sie bringen frischen Wind in die Küche und eröffnen eine ganz neue Dimension des Genusses. Ihr Körper und Ihre Geschmacksknospen werden es Ihnen danken.

Milch macht's nicht immer

Frauen in den Wechseljahren wird häufig empfohlen, mehr Milchprodukte zu sich zu nehmen, schließlich sind das enthaltene Kalzium und Eiweiß gut für Knochen und Muskeln. Und in der Tat: Zusammen mit ausreichend Bewegung und einer guten Stressresilienz stärken sie Muskeln und Knochen.

Für Menschen mit den Blutgruppen 0 und A ist Milch jedoch oft problematisch. Ihnen fehlen Enzyme zur optimalen Verdauung von Laktose und Casein. Folgen eines erhöhten Milchkonsums können Atemwegs- und Verdauungsbeschwerden sowie chronische Entzündungen sein. Milch kann dabei sogar ein »Leck« im Darm verursachen. Der Grund: Durch Überzüchtung der Rinderherden kam es vor etwa 2000 Jahren zu einer Mutation. Das ursprüngliche A2-Beta-Casein verwandelte sich in A1-Beta-Casein, das bei der Verdauung in das lektinähnliche, schädliche Protein Casomorphin umgewandelt wird, einer der Hauptauslöser für Darmprobleme. Menschen mit den Blutgruppen B und AB können Milchprodukte hingegen besser verstoffwechseln, weil sie mehr der benötigten Enzyme besitzen.

Neue Forschungsergebnisse

Die Blutgruppenforschung hat in den letzten Jahren bemerkenswerte Fortschritte gemacht und enthüllt zunehmend faszinierende Zusammenhänge zwischen Blutgruppen und verschiedenen Aspekten der menschlichen Gesundheit. Von der Anfälligkeit für bestimmte Krankheiten bis hin zur Zusammensetzung des Mikrobioms zeigt sich, dass Blutgruppen möglicherweise eine größere Rolle spielen als bisher angenommen.[41]

Die COVID-19-Pandemie hat das wissenschaftliche Interesse an Blutgruppen neu entfacht. Studien von Zhao und Zietz deuten darauf hin, dass Menschen mit der Blutgruppe 0 möglicherweise eine geringere Anfälligkeit für SARS-CoV-2-Infektionen aufweisen. Dai fand 2020 zudem Hinweise auf mögliche Zusammenhänge zwischen Blutgruppen, dem Schweregrad von COVID-19 und kardiovaskulären Erkrankungen.[42]

Über COVID-19 hinaus zeigen neuere Forschungen von Kurt und Khoshgoeian potenzielle Verbindungen zwischen Blutgruppen und Schilddrüsenerkrankungen auf.[43] Diese Studien legen nahe, dass Träger der Blutgruppe 0 möglicherweise einem höheren Risiko für Schilddrüsenunterfunktion oder Hashimoto ausgesetzt sein könnten.

Eine bahnbrechende Studie von Rühlemann an der Christian-Albrechts-Universität zu Kiel eröffnet neue Perspektiven in der Mikrobiomforschung. Sie zeigt, dass die Blutgruppe einen signifikanten Einfluss auf die Zusammensetzung des Darmmikrobioms haben könnte.[44] Diese Erkenntnis könnte erklären, warum Menschen mit unterschiedlichen Blutgruppen unterschiedlich auf bestimmte Ernährungsformen reagieren, eine Beobachtung, die bereits vor Jahrzehnten von James D'Adamo und seinem Sohn Peter gemacht wurde.

Die Forschung von Estaki liefert weitere interessante Einblicke. Sie zeigt, dass die Konzentration bestimmter Verdauungsenzyme, wie der intestinalen alkalischen Phosphatase, zwischen den Blutgruppen variieren kann.[45] Dies könnte die unterschiedlichen Reaktionen auf verschiedene Ernährungsformen erklären.

Ewald und Sumner haben in ihrer Arbeit Zusammenhänge zwischen Blutgruppen und verschiedenen Krankheiten aufgezeigt. Ihre Forschung deutet darauf hin, dass bestimmte Blutgruppen mit einem erhöhten oder verringerten Risiko für verschiedene Erkrankungen in Verbindung stehen könnten.[46]

Diese Erkenntnisse eröffnen neue Möglichkeiten für die personalisierte Medizin und Ernährung. Die Vorstellung einer auf die Blutgruppe abgestimmten Ernährung oder medizinischen Behandlung könnte in Zukunft eine Rolle in der Gesundheitsvorsorge und Behandlung spielen.

Es ist jedoch wichtig zu betonen, dass viele dieser Forschungsergebnisse noch weiterer Bestätigung bedürfen. Die Wissenschaft der Blutgruppenforschung ist ein sich schnell entwickelndes Feld, und das Verständnis der komplexen Zusammenhänge steht möglicherweise erst am Anfang.

Die Blutgruppenforschung bleibt ein faszinierendes Gebiet mit vielen offenen Fragen. Während die Wissenschaft weiter daran arbeitet, diese Zusammenhänge zu entschlüsseln, verspricht dieses Forschungsfeld spannende Einblicke in die Komplexität der menschlichen Gesundheit.

Die verschiedenen Stoffwechselverbrennungstypen

Neben den genetischen Voraussetzungen spielt auch die Verbrennungsgeschwindigkeit von Kohlenhydraten eine wichtige Rolle. Sicherlich kennen Sie Menschen, die scheinbar essen können, was sie wollen, ohne zuzunehmen, während bei anderen jedes Gramm sofort ansetzt. Schon in den 1970er-Jahren fanden Dr. Georg Watson und sein Team der Universität Südkalifornien heraus, dass es drei verschiedene Kohlenhydratverbrennungstypen gibt.

Kohlenhydratverbrennungstypen:

- **Schnellverbrenner** profitieren von einer eiweiß- und fettreichen Ernährung. Zu viele einfache Kohlenhydrate lösen bei ihnen starke Blutzuckerschwankungen aus. Ihr Körper baut dann Muskeleiweiß in Glukose um, was sich an erhöhten Harnsäurespiegeln zeigt. Außerdem fällt es ihnen schwer, Muskelmasse aufzubauen.
- **Langsamverbrenner** fühlen sich mit einer ausgewogenen, pflanzenreichen mediterranen Kost am wohlsten. Nach fett- und eiweißreichen Mahlzeiten sind sie oft erschöpft. Sie neigen zu Übergewicht und Diabetes. Für sie ist intermittierendes Fasten ideal.
- **Mischverbrenner** benötigen Abwechslung auf dem Teller. Einseitigkeit führt bei ihnen unweigerlich zu Problemen. Der Schlüssel ist eine gleichmäßige Verteilung der Makronährstoffe Kohlenhydrate, Fette und Eiweiße.

Auch diese Erkenntnisse zeigen, dass pauschale Ernährungsempfehlungen eher einem Glücksspiel gleichen. Man kann Glück haben mit einer Ernährungsform oder eben nicht, je nachdem, wie gut sie zu den individuellen Genen und dem Stoffwechsel passt. Statt dieses Roulette zu spielen, gibt es einen sicheren Weg zu neuer Vitalität: Healthy Balance, eine Ernährungsweise, die auf Sie und Ihren Körper maßgeschneidert ist.

Typgerechte Ernährung nach Healthy Balance

Jeder Mensch ist durch seine Gene, Stoffwechselaktivität und sein Immunsystem einzigartig. Pauschale Empfehlungen greifen hier zu kurz. Ihr Schlüssel zu einem energiegeladenen Leben liegt in einer Ernährung, die perfekt auf Sie abgestimmt ist.

Genau deshalb haben wir vor über 10 Jahren das physiologische Ernährungskonzept »Healthy Balance« entwickelt. Es vereint bahnbrechende Erkenntnisse aus Genetik, Epigenetik, Psycho-Neuro-Immunologie, Stoffwechsel- und Regulationsmedizin mit den Weisheiten der traditionellen chinesischen und ayurvedischen Heilkunde.

Im Mittelpunkt steht der individuelle Stoffwechseltyp, der mithilfe moderner Analysen ermittelt wird. Darauf basierend wird ein individueller, typgerechter Ernährungsplan erstellt. Er bildet die wichtigste Grundlage auf dem Weg zu neuer Vitalität, Energie und langfristiger Gesundheit. Weit über 20 000 begeisterte und erfolgreiche Teilnehmende bestätigen die Wirksamkeit dieser physiologischen Ernährungsmethode. In meiner Praxis und über das Internet (Seite 128) können auch Sie in dieses revolutionäre Konzept einsteigen. Der kostenlose Gesundheitscheck auf der Website gibt Ihnen einen ersten Einblick in Ihren Stoffwechseltyp, potenzielle Risiken und Ihre Körperkonstitution. Darauf aufbauend können wir dann einen maßgeschneiderten Ernährungsplan nach den ganzheitlichen Prinzipien von Healthy Balance für Sie erstellen.

Gerade bei Hashimoto-Thyreoiditis ist eine auf den Körper abgestimmte Ernährungsweise der Schlüssel für eine erfolgreiche Langzeitbehandlung. Viele Betroffene nehmen trotz Einnahme von Schilddrüsenmedikamenten wie L-Thyroxin zu oder kämpfen mit Gewichtsproblemen. Der Grund hierfür liegt häufig darin, dass jeder Körper unterschiedlich auf L-Thyroxin reagiert. Das kann zu Stoffwechselveränderungen und Gewichtszunahmen führen. Zudem beobachte ich in meiner Praxis oft, dass die Umwandlung von T_4 zu T_3 in Leber und Darm nicht richtig funktioniert, weil diese Organe durch eine unausgewogene oder einseitige Ernährung belastet sind. Daraus resultieren weitere Stoffwechselstörungen wie Insulinresistenzen.

Daher ist es so wichtig, auf die individuellen Gegebenheiten jeder einzelnen Person Rücksicht zu nehmen. Das beginnt schon bei der Auswahl der richtigen Nahrungsmittel und Getränke. Eine typgerechte Ernährung berücksichtigt die genetische Disposition, den Stoffwechseltyp und die persönlichen Bedürfnisse. Nur so lässt sich der Körper optimal unterstützen und ein gesunder Zustand langfristig aufrechterhalten.

Die richtige Flüssigkeitszufuhr

Neben einem typgerechten Essverhalten ist auch das Trinkverhalten wichtig bei der Behandlung von Hashimoto. Ein hoher Konsum von Fruchtsäften, Energy- oder Lightgetränken ist gerade bei Autoimmunprozessen schädlich, weil diese Getränke die Entzündungsprozesse fördern können. Wasser ist als einziges Getränk in der Lage, den Körper bei der Entgiftung zu unterstützen und spielt eine entscheidende Rolle bei nahezu allen physiologischen Prozessen. Bei einer Autoimmunerkrankung wie der Hashimoto-Thyreoiditis ist eine ausreichende Wasserzufuhr von besonderer Bedeutung, da chronische Entzündungen und Stoffwechselstörungen häufig auftreten.

Das Konzept »Bulk Drinking« empfiehlt, größere Mengen Wasser auf einmal zu trinken, anstatt kleine Schlucke über den Tag verteilt zu nehmen. Wichtig ist dabei, anschließend eine Trinkpause von mehreren Stunden einzulegen, idealerweise drei bis fünf Stunden, ausgenommen beim Sport.

Diese Vorgehensweise bietet mehrere Vorteile: Sie unterstützt den optimalen Wasserhaushalt des Körpers, fördert die Ausscheidung von Stoffwechselendprodukten und Entzündungsmediatoren und kann sogar das Sättigungsgefühl steigern und somit bei der Gewichtskontrolle helfen.

Studien belegen, dass eine chronische Dehydratation mit erhöhten Entzündungsmarkern und einer Verschlechterung der kognitiven Leistungsfähigkeit in Verbindung steht. Bei Hashimoto-Betroffenen, die oft unter Müdigkeit, Konzentrationsschwierigkeiten und Gewichtsproblemen leiden, kann eine optimale Flüssigkeitszufuhr durch »Bulk Drinking« hilfreich sein, diese Symptome abzumildern.[47].

Das »Kuschelhormon« Oxytocin, das bei Durst ausgeschüttet wird, hat nicht nur einen positiven Einfluss auf das Trinkverhalten, sondern wirkt auch entzündungshemmend und stärkt das Immunsystem. Diese Effekte können besonders für Hashimoto-Betroffene von Vorteil sein, bei denen eine überschießende Immunreaktion und chronische Entzündungen eine große Rolle spielen.[48]

Es wird empfohlen, täglich etwa 25 ml stilles, mineralarmes Wasser pro Kilogramm Körpergewicht zu trinken und dabei das »Bulk Drinking« zu praktizieren. So können Sie nicht nur Ihren Flüssigkeitshaushalt optimal regulieren, sondern auch positive Auswirkungen auf Entzündungsprozesse und Ihr Immunsystem erzielen.[49]

In Anbetracht der vielfältigen Vorteile einer ausreichenden Wasserzufuhr durch »Bulk Drinking« sollte dieser Aspekt bei der Behandlung von Hashimoto-Thyreoiditis besonders berücksichtigt werden.

Eine optimale Hydratation kann dazu beitragen, Symptome zu lindern, Entzündungen zu reduzieren und das Wohlbefinden insgesamt zu verbessern.

Dauerstress – der Feind unserer Zeit

Stress ist nicht per se schlecht. Unsere Stresshormone sind lebenswichtig und sorgen dafür, dass wir wach, leistungsfähig und energiegeladen sind. Ohne sie wäre unser Leben nicht möglich. Das Problem in unserer modernen westlichen Welt liegt darin, dass wir die natürlichen, evolutionären Stressoren wie Hitze, Kälte, Infektionen, Kampf- oder Flucht-Reaktionen, Hunger und Durst durch ungesunde, chronische Stressoren wie Bewegungsmangel, Elektrosmog, Fastfood, Überhygiene, Lärm und eine Vielzahl neuer Toxine ersetzt haben.

Die Natur hat uns perfekt auf die ursprünglichen Stressoren vorbereitet. Kälte stärkte unsere Muskeln und Fettverbrennung, Hitze förderte die Entgiftung und Durchblutung, Hunger aktivierte die Zellerneuerung und Infektionen trainierten unser Immunsystem. Auf jeden dieser Reize reagierte unser Körper mit Bewegung, wodurch die Stresshormone wieder abgebaut wurden.

Heute sitzen wir den modernen Stress aus. Unsere Drüsen werden unablässig strapaziert, was zu erhöhtem Blutzucker, Energiemangel in den Mitochondrien und Überlastung der Entgiftungsorgane führt. Eine gefährliche Abwärtsspirale beginnt, die Krankheiten wie Hashimoto begünstigt.

Bewegung ist das halbe Leben

Um diesem Teufelskreis zu entrinnen, müssen wir uns regelmäßig bewegen, nicht übermäßig, aber konsequent. Schon kleine Workouts von vier bis sieben Minuten, zwei- bis dreimal täglich, können Wunder bewirken. Die wichtigsten Übungen sind auf meinem YouTube-Kanal (Seite 128) zu finden. Ob Liegestütze, Dips, Ruderbewegungen oder Kniebeugen, überall lassen sich einfache Übungen einbauen.

Schrittzähler und die Stress-App »Kenkou Stress Guide« können dabei zusätzlich unterstützen. Letztere misst über die Handykamera die Herzraten-Variabilität (HRV), einen sensiblen Indikator für das Gleichgewicht zwischen Sympathikus (Stressnerv) und Parasympathikus (Entspannungsnerv). Anhand der HRV-Werte gibt die App gezielte Atemübungen vor, um die Stressresilienz wiederherzustellen.

Doch Bewegung und Atmung allein reichen nicht aus. Wir müssen Ordnung in unser Leben bringen und uns auf das Wesentliche konzentrieren. Das phänomenale »5 Minuten Lifechange Journal« (Seite 128) hilft, Ihr Leben auf die Dinge auszurichten, die Sie wirklich glücklich machen. Viele meiner Patientinnen und Klienten nutzen dieses Journal seit Jahren sehr erfolgreich, auch ich selbst habe die positiven Auswirkungen erfahren.

Mit den richtigen Strategien ist es Ihnen möglich, Dauerstress zu reduzieren und das eigene Energielevel zu steigern. Die in diesem Buch vorgestellten Methoden sind bewährte Praxistipps, um wieder Balance in Ihr Leben zu bringen und sie können als Inspiration und Motivation dienen, selbst aktiv zu werden. Stress muss nicht nur negative Auswirkungen haben, sondern kann auch als Antrieb für positive Veränderungen genutzt werden. Es liegt an jedem Einzelnen, die persönlich passenden Ansätze zu finden und anzuwenden, um eine bessere Ausgeglichenheit im Alltag zu erreichen. Dabei ist es wichtig, sich bewusst zu machen, dass der Weg zu mehr Balance Zeit und Geduld erfordert. Kleine Schritte können bereits einen Unterschied machen und zu einer Verbesserung der Lebensqualität beitragen. Es gilt, die Herausforderung anzunehmen, das Steuer selbst in die Hand zu nehmen und aktiv an der Gestaltung des eigenen Lebens mitzuwirken, um die persönlichen Ziele zu erreichen und ein erfülltes Leben zu führen. Der Philosoph Francis Bacon formulierte sehr treffend: »Nicht die Glücklichen sind dankbar. Es sind die Dankbaren, die glücklich sind.«

Naturheilkundliche Heilmethoden

Neben Schilddrüsenextrakten und Nährstoffen unterstützen auch Infrarotlicht, Schilddrüsenmassage, Wickel, Kälte und sogar die eigene Stimme bei der Behandlung von Hashimoto.

Über die ersten drei Säulen der ganzheitlichen Behandlung der Hashimoto-Thyreoiditis habe ich bereits geschrieben (Seite 82). In diesem Kapitel möchte ich auf die letzte Säule eingehen, auf bewährte und unterstützende naturheilkundliche Mittel und Interventionen.

Natürliche Schilddrüsenextrakte

Beginnen möchte ich mit dem Einsatz von natürlichen Schilddrüsenextrakten. Diese haben eine erstaunlich lange Geschichte in der Behandlung von Schilddrüsenunterfunktionen und Hashimoto-Thyreoiditis, die bis ins alte Griechenland und sogar noch weiter zurückreicht. Der berühmte römische Arzt Galenos von Pergamon (129–199 n. Chr.), der stark von der griechischen Medizin beeinflusst war, beschrieb als erster die Schilddrüse und empfahl zur Behandlung von Kröpfen die orale Einnahme von Schilddrüsen von Tieren. Auch im alten China und in Ägypten finden sich Hinweise auf die Verwendung von tierischem Schilddrüsengewebe zur Behandlung von Schilddrüsenerkrankungen. Im mittelalterlichen Europa geriet dieses Wissen dann allerdings weitgehend in Vergessenheit. Erst Ende des 19. Jahrhunderts wurde die Therapie mit tierischen Schilddrüsenextrakten wiederentdeckt und systematisch erforscht.

In der ersten Hälfte des 20. Jahrhunderts waren natürliche Schilddrüsenextrakte (NDT = Natural Desiccated Thyroid) die Standardtherapie bei Hypothyreose in den USA. Erst in den 1960er-Jahren wurde L-Thyroxin (LT4) als synthetische Alternative stark beworben, während NDT zunehmend kritisiert wurde.

Der entscheidende Vorteil von NDT liegt darin, dass es das volle Spektrum der Schilddrüsenhormone in einem ausgewogenen, natürlichen Verhältnis enthält. Mittlerweile kennen wir mindestens 27 verschiedene Schilddrüsenhormone, die alle ihre spezifische Bedeutung für unsere Gesundheit haben. LT4 stellt hingegen nur einen einzelnen, relativ inaktiven Botenstoff dar, der im Körper erst noch umgewandelt werden muss. Viele Betroffene leiden daher trotz »gut eingestelltem« LT4 weiter unter Symptomen einer Unterfunktion.

Demgegenüber berichten die meisten Menschen, die von LT4 auf NDT umgestellt wurden, von einer drastischen Verbesserung ihres Wohlbefindens. So sind auch meine Erfahrungen mit meinen Patienten und Klientinnen, die von LT4 auf NDT umgestiegen sind. Zudem zeigen Studien und viele Erfahrungsberichte eine Überlegenheit von NDT in Hinblick auf Symptomlinderung, Gewichtsabnahme, emotionales Wohlbefinden und sogar eine Regeneration des Schilddrüsengewebes.[50] Trotzdem wird von schulmedizinischer Seite häufig noch an LT4 als Goldstandard festgehalten.

NDT ist in Deutschland verschreibungspflichtig und kann daher nur auf ärztliche Verordnung bezogen werden. Eine frei verkäufliche Alternative stellen die Vollschilddrüsenextrakte von Natural Choice dar, allen voran die Produkte Metavive I und II vom Schwein sowie Metavive III und IV vom Rind. Ein besonderer Vorteil dieser Produkte ist, dass die Tiere aus eigener, artgerechter und stressfreier Haltung stammen. Die Produkte von Procepts Nutrition, darunter Metavive und Adrenavive, stehen den verschreibungspflichtigen NDTs in nichts nach und entfalten im Vergleich zur LT4-Monotherapie ihr volles Potenzial.

Viele Menschen könnten enorm von Vollschilddrüsenextrakten oder NDT profitieren. Allerdings sollte ein Umstieg von LT4 nur in Begleitung einer ausgebildeten Endokrinologin oder eines ganzheitlichen Schilddrüsentherapeuten/-Coaches

Zusammenfassung

Natürliche Schilddrüsenextrakte sind eine vielversprechende Alternative zur LT4-Monotherapie. Sie greifen auf eine jahrtausendealte Tradition zurück und überzeugen durch ihre ganzheitliche, naturnahe Wirkweise. Bei der Behandlung von Hashimoto und Schilddrüsenunterfunktion sind sie in jedem Fall eine Therapieoption, die in Betracht gezogen werden sollte – idealerweise unter der Anleitung eines erfahrenen Experten oder einer Expertin.

erfolgen, die sich mit der Komplexität der Schilddrüse und der Bedeutung der Schilddrüsenhormone auskennen. Einen Link zu qualifizierten Fachleuten finden Sie in meinen Empfehlungen (Seite 128).

Wichtige Nährstoffe

Nährstoffmängel spielen bei der Hashimoto-Thyreoiditis und anderen Schilddrüsenerkrankungen eine wichtige Rolle, insbesondere beim sogenannten »Nährstoffmangel-Typ« (Seite 66). Die Schilddrüse benötigt verschiedene Vitamine, Mineralstoffe und Spurenelemente, um optimal zu funktionieren und ausreichend Schilddrüsenhormone produzieren zu können. Kommt es zu Mängeln, kann das die Schilddrüsenfunktion beeinträchtigen und Symptome verstärken.

Der Nährstoffmangel-Typ bei Hashimoto-Thyreoiditis kann durch eine Kryptopyrrolurie (KPU) oder Hämopyrrollaktamurie (HPU) verschärft werden (Seite 66). Diese Störungen führen dazu, dass der Körper unter Stressbedingungen wichtige Vitalstoffe verliert, was zu einem signifikanten Mangel an mehreren wichtigen Nährstoffen führen kann. Hauptmerkmale und Symptome sind Müdigkeit, Erschöpfung, Haarausfall, brüchige Nägel, ein geschwächtes Immunsystem, neurologische Symptome, Verdauungsprobleme, Muskel- und Gelenkschmerzen sowie niedrigere Antikörperspiegel.

Mythos Jod

Jod ist das zentrale Spurenelement für die Schilddrüse. Es wird zur Produktion der Schilddrüsenhormone Thyroxin (T_4) und Trijodthyronin (T_3) benötigt. Weil der Körper Jod nicht selbst herstellen kann, muss es über die Nahrung aufgenommen werden. Ein Jodmangel kann zu einer Vergrößerung der Schilddrüse (Struma/Kropf), Schilddrüsenunterfunktion, gutartigen Brusterkrankungen, möglicherweise einem erhöhten Brustkrebsrisiko, Fibromyalgie, Erkrankungen der Geschlechtsorgane, Bluthochdruck, Unfruchtbarkeit und einer höheren Infektanfälligkeit führen.[51]

Andere Halogene wie Fluor, Chlor und Brom können mit Jod um die Aufnahme in die Schilddrüse konkurrieren. Besonders problematisch sind Fluoride aus Zahnpasta und die Belastung mit Thiocyanaten aus Zigarettenrauch. Sie blockieren die Jodaufnahme und erhöhen das Risiko für Schilddrüsenstörungen.[52]

Bei Jodmangel oder erhöhtem Jodbedarf durch Rauchen oder den Verzehr von goitrogenen Lebensmitteln ist eine ausreichende Jodversorgung besonders wichtig. Goitrogene Lebensmittel wie Kohlgemüse, Soja, Erdnüsse, Maniok, Hirse und Leinsamen können die Schilddrüsenfunktion beeinträchtigen, indem sie die Aufnahme von Jod oder die Produktion von Schilddrüsenhormonen hemmen. Ein maßvoller Verzehr dieser Lebensmittel ist jedoch in der Regel unbedenklich, solange auf eine ausreichende Jodzufuhr geachtet wird.

Um eine gute Jodversorgung zu gewährleisten, sollten Sie auf eine ausgewogene Ernährung mit jodreichen Lebensmitteln achten. Dazu zählen vor allem Seefisch, Meeresfrüchte und bestimmte Algenarten. Darüber hinaus können einige Verhaltensänderungen dazu beitragen, die Jodaufnahme zu optimieren. Dazu gehören der Verzicht auf das Rauchen, ein mäßiger und gezielter Verzehr von goitrogenen Lebensmitteln sowie die Verwendung einer fluoridfreien Zahnpasta. Durch die Kombination einer jodhaltigen Ernährung und der Berücksichtigung dieser Faktoren kann eine ausreichende Jodversorgung des Körpers sichergestellt werden.

Entgegen landläufigen Meinungen ist Jod bei Hashimoto-Thyreoiditis nicht generell kontraindiziert. Viele Betroffene profitieren sogar von einer erhöhten Jodzufuhr. Studien zeigen, dass eine Jodgabe bei Hashimoto meist harmlos ist, während eine Behandlung mit L-Thyroxin die Erkrankung oftmals verschlechtert.[53]

Der »Mythos Jod« bei Hashimoto beruht auf Fehlinterpretationen früher Studien und hält einer kritischen Betrachtung nicht stand.[54] Es ist jedoch wichtig zu beachten, dass während eines akuten Hashimoto-Schubs eine Jodgabe möglicherweise nicht vorteilhaft ist und sogar den Entzündungsprozess verstärken kann. In solchen Fällen sollten Sie einen gut ausgebildeten Schilddrüsentherapeuten oder eine -therapeutin zurate ziehen, um die individuelle Situation zu beurteilen und eine angepasste Behandlungsstrategie zu entwickeln.

Weitere Nährstoffe

Vitamin D_3, das Sonnenhormon: Vitamin D_3 reguliert die Thyroxinproduktion und unterstützt die Immunfunktion. Ein Mangel kann zu einer schlechteren Schilddrüsenfunktion führen und Autoimmunerkrankungen der Schilddrüse begünstigen.[55] Vitamin D findet sich in fettreichen Fischen, Eigelb, Leber und wird durch moderate Sonnenexposition in der Haut gebildet.

Selen, ein wichtiger Cofaktor: Selen unterstützt als Cofaktor der Dejodinasen die Umwandlung von T_4 zu T_3 und schützt die Schilddrüse als Bestandteil der Glutathionperoxidase vor oxidativem Stress.[56] Selenreiche Nahrungsmittel sind Paranüsse, Meeresfrüchte, Fleisch und Vollkornprodukte.

Zink, ein Alleskönner: Zink ist ebenfalls an der Aktivität der Dejodinasen beteiligt und fördert die Konversion von T_4 zu T_3.[57] Gute Zinkquellen sind Austern, Meeresfrüchte, Fleisch, Käse, Hülsenfrüchte und Kürbiskerne.

Vitamin A, nicht nur für die Augen: Vitamin A ist wichtig für die Bildung des TSH-Rezeptors und die Jodaufnahme in die Schilddrüse.[58] Gute Vitamin-A-Quellen sind Leber, Eigelb, Butter und fettreiche Fische.

Astaxanthin, Radikalfänger Nummer 1: Astaxanthin als starkes Antioxidans aus der Gruppe der Carotinoide schützt die Schilddrüse vor oxidativem Stress, der durch die hohe Stoffwechselaktivität der Drüse und Entzündungsprozesse bei Hashimoto entstehen kann.[59] Natürliche Astaxanthinquellen sind Lachs, Garnelen und Krebse.

Eisen, ein wichtiges Spurenelement: Eisen spielt als Cofaktor der Thyreoperoxidase (TPO) eine Schlüsselrolle bei der Synthese der Schilddrüsenhormone, indem es die Bindung von Jod an Tyrosin katalysiert.[60] Ein Eisenmangel beeinträchtigt daher die Hormonproduktion.

Zusammenfassung

Eine typgerechte Ernährung und die Vermeidung von Jodmangel sowie bei Bedarf die gezielte Supplementierung mit Mikronährstoffen sind wichtige Bausteine der ganzheitlichen Schilddrüsentherapie, um die Funktion der Drüse zu optimieren und Symptome bei Hashimoto und anderen Schilddrüsenerkrankungen, insbesondere beim Nährstoffmangel-Typ, zu lindern. Erfahrene Schilddrüsenfachleute können Ihnen helfen, Ihre individuellen Bedürfnisse zu ermitteln und eine maßgeschneiderte Behandlungsstrategie zu entwickeln.

Eisenreiche Lebensmittel sind rotes Fleisch, Innereien, Hülsenfrüchte und Vollkornprodukte.

Typgerechte Ernährung

Bei Stress kommt es beim Nährstoffmangel-Typ (Seite 66) mit HPU/KPU zu einem erhöhten Vitalstoffverlust, was zu einem Abfall der Spiegel von Vitamin B_6, B_{12}, Folsäure, Zink, Selen, Mangan und Kupfer führen kann. Diese Nährstoffe sollten im Vollblut getestet werden, um genaue Mängel zu identifizieren und zu adressieren. Die Behandlung konzentriert sich neben einer auf den Typ abgestimmten, physiologischen Ernährung nach den Richtlinien der Healthy-Balance-Methode (Seite 90) auch auf die gezielte Supplementation der identifizierten Nährstoffmängel.

Alarm im Darm: das Darmprotokoll

Damit die besagten Nährstoffe überhaupt aufgenommen werden können bzw. nicht unnötig viele davon verbraucht werden, ist ein gesunder Darm und die damit verbundene Verdauung wichtig. Eine typgerechte Ernährung, wie bereits mehrfach beschrieben, ist auch dafür die Grundlage. Nach meiner Erfahrung gehören die meisten Hashimoto-Erkrankten dem gastrointestinalen Hashimoto-Typ (Seite 65) an. Diese Personen leiden häufig im Vorfeld und auch nach der Diagnose an Verdauungsbeschwerden wie Blähungen, Völlegefühl oder Sodbrennen. Gerade für diesen Typ ist eine Darmsymbioselenkung wichtig und richtig. Ein gesunder Verdauungstrakt mit ausreichend Magensäure, Enzymen und einer ausgewogenen Darmflora spielt daher eine entscheidende Rolle.

Um die Darmgesundheit zu fördern und Beschwerden zu lindern, hat sich ein umfassendes Darmsanierungsprotokoll bewährt. Es beinhaltet zunächst eine typgerechte Ernährungsumstellung auf hochwertige, möglichst biologisch angebaute Lebensmittel. Kurzkettige Kohlenhydrate, zuckerhaltige Produkte und stärkereiche Nahrungsmittel wie Getreide, Hülsenfrüchte und Kartoffeln (außer Süßkartoffeln) sollten Sie reduzieren. Insbesondere in den ersten Wochen ist vom Verzehr von Getreideprodukten abzuraten, weil sie Proteine enthalten, die die Darmschleimhaut und die immunologische Schutzbarriere angreifen können. Eine Ausnahme bildet Buchweizen. Der Verzehr von Pseudogetreiden hingegen ist in Ordnung.

Milchprodukte, insbesondere aus Kuhmilch, sollten Sie aufgrund ihres Gehalts an gesättigten Fettsäuren, entzündungsfördernden Omega-6-Fettsäuren und Beta-A1-Casein minimieren oder ganz meiden. Als Alternative bieten sich Ziegen- oder Schafsmilchprodukte an.

Hülsenfrüchte sind wegen ihrer Antinährstoffe nur begrenzt zu empfehlen und sollten maximal dreimal pro Woche verzehrt werden, wobei Einweichen, Kochen im Druckkochtopf und Fermentieren die Schadstoffbelastung reduzieren können.

Zur Unterstützung der Darmsanierung ist eine ausreichende Flüssigkeitszufuhr von mindestens 25 ml pro Kilogramm Körpergewicht in Form von stillem Wasser und Kräutertees wie Lapachotee wichtig. Alkohol sollten Sie meiden. Regelmäßige moderate Bewegung, zum Beispiel eine Stunde Spazierengehen im Wald, fördert die Darmperistaltik und die Ausscheidung von Candida-Hefen.

Empfehlenswerte Lebensmittel sind frisches Obst und Gemüse, Fisch (insbesondere fettreiche Kaltwasserfische), Pilze, Nüsse, Olivenöl und in Maßen auch Eier. Meiden Sie hingegen verarbeitete Fleischprodukte, die meisten Kuhmilchprodukte, Margarine, Süßigkeiten, Fertiggerichte und Genussmittel wie Kaffee, Schwarztee, Nikotin und Alkohol. Eine Ausnahme bildet Quark mit Leinöl, der aufgrund der schwefelhaltigen Verbindungen die Entgiftung verbessern kann.

Ein individuell angepasstes Darmsanierungsprotokoll kann Ihnen helfen, Ihre Verdauung zu regulieren, Beschwerden zu lindern und langfristig die Darmgesundheit und das Wohlbefinden zu verbessern. Eine solche Darmsanierung dauert in der Regel vier bis sechs Monate. Zur Unterstützung und zum Aufbau der Darmschleimhaut haben sich Nahrungsergänzungsmittel wie COLO ACTIV, METABOLIC ACTIV,

L-Glutamin und Omega-3-Fettsäuren von NewLife nutrition bewährt. Nach etwa sechs Wochen werden zusätzlich Probiotika wie Mikrobiom Intercell eingesetzt.

Bei bestehenden Unterbauchbeschwerden empfiehlt sich zunächst eine acht bis zwölf Wochen dauernde Magen-Dünndarm-Kur ohne Probiotika, weil diese die Erholung des Dünndarms behindern können, insbesondere bei bakterieller Überwucherung (SIBO). Hierfür setze ich DIGEST von Everydays ein, das wichtige Enzyme und Nährstoffe zur Regulierung der Verdauungssäfte enthält. Ergänzend empfehle ich Huminsäure, die einen schützenden Film auf gestresste Darmzotten legt. Ein häufig eingesetztes Produkt ist Activomin aus der Apotheke.

Während der gesamten Darmsanierung und auch danach ist eine typgerechte und physiologische Ernährung nach den Prinzipien von Healthy Balance (Seite 90) essenziell für den Erfolg.

Schilddrüsenmassage nach Dr. Berndt Rieger

Eine sehr sanfte und effektive Methode, die gestresste Schilddrüse zu beruhigen und zu regulieren, ist die Schilddrüsenmassage nach Dr. Berndt Rieger.[61] Sie hat sich als wirksame Behandlungsmöglichkeit bei verschiedenen Schilddrüsenerkrankungen wie Hashimoto-Thyreoiditis, Schilddrüsenknoten, Kropfbildung, Zysten und anderen Störungen bewährt. Durch gezielte Berührung und Massage der Schilddrüse und ihrer Umgebung können Durchblutung und Lymphfluss verbessert, Verspannungen gelöst und die Schilddrüsenfunktion reguliert werden.

Ablauf der sanften Schilddrüsenmassage

Vorbereitung:

- Waschen Sie Ihre Hände gründlich.
- Setzen Sie sich bequem hin oder legen Sie sich hin.
- Machen Sie den Halsbereich frei.

Ertasten der Schilddrüse:

- Schilddrüse liegt unterhalb des Kehlkopfes seitlich der Luftröhre.
- Ertasten Sie sie mit sanftem Druck.

Ertasten der Schilddrüse

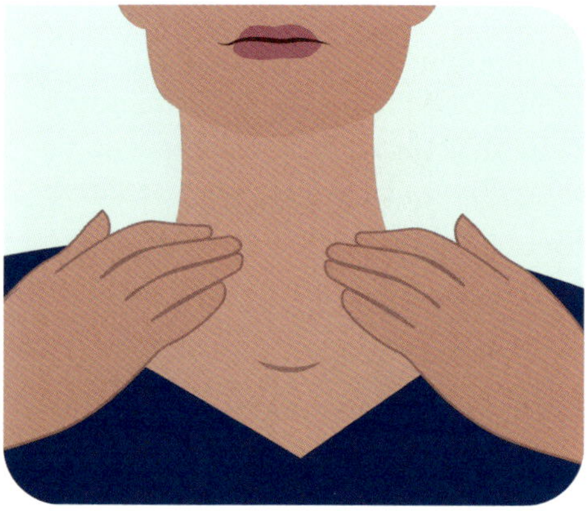

Selbstwahrnehmung der Schilddrüse:

- Legen Sie Zeige- und Mittelfinger der rechten Hand behutsam auf den linken Schilddrüsenlappen.
- Erspüren Sie Beschaffenheit, Größe und Form der Schilddrüse.
- Schließen Sie die Augen und nehmen Sie mit Achtsamkeit Kontakt zu dem Organ auf.
- Nach Herstellung einer bewussten Verbindung führen Sie Ihre Finger in liebevoller, tiefgehender Bewegung ohne Druckausübung etwa siebenmal seitlich am Hals nach hinten.
- Wiederholen Sie den Vorgang auf der anderen Seite.

Energetische Verbindung und Stimulation:

- Platzieren Sie Zeige- und Mittelfinger erneut auf dem linken Schilddrüsenflügel und stellen Sie eine energetische Resonanz her.
- Lassen Sie die Energie frei fließen und folgen Sie dem Fluss mit Aufmerksamkeit.
- Führen Sie die Finger zum Halsgrübchen und lassen Sie sie sanft aufwärts über den Kehlkopf gleiten.
- Zeichnen Sie mit den Fingern eine halbherzförmige Bewegung über den linken Schilddrüsenflügel, bis Sie wieder am Halsgrübchen angelangt sind.
- Arbeiten Sie in die Tiefe, ohne Druck auszuüben.
- Führen Sie die Bewegung dreimal aus und wechseln Sie dann zur anderen Seite.

Selbstwahrnehmung der Schilddrüse

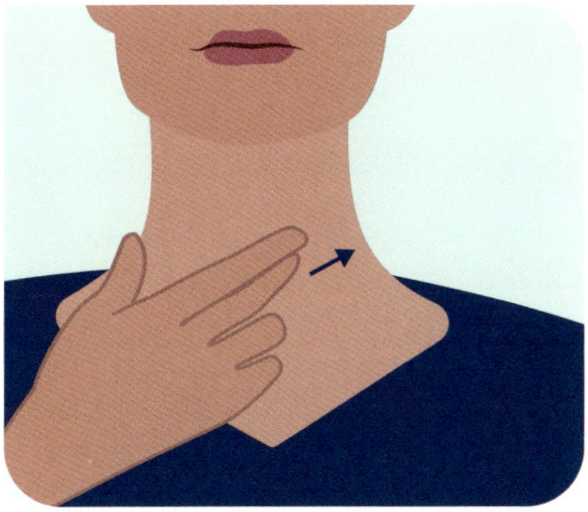

Energetische Verbindung und Stimulation

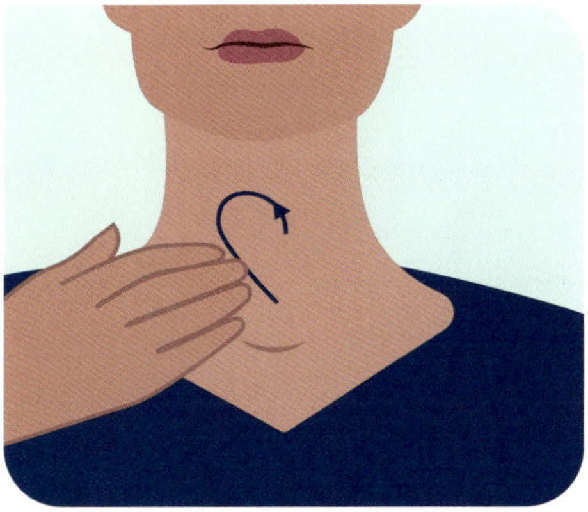

Abschließende Stimulation:
- Lokalisieren Sie mit den Zeige- und Mittelfingern erneut die Höhe der Schilddrüse.
- Legen Sie den anderen Zeigefinger als Querfinger an den bereits platzierten Zeigefinger an.
- Bewegen Sie die Finger am Hals nach hinten, vergleichbar mit Anlegen einer Halskette.
- Massieren Sie mit punktuellen und kreisenden Bewegungen den Bereich links und rechts neben der mittleren Halswirbelsäule auf Höhe der Schilddrüse.
- Arbeiten Sie sich schrittweise nach vorn in Richtung der Schilddrüse vor, als würden Sie sich ihr von hinten über einen indirekten Weg nähern.

Abschluss:
- Legen Sie die Hände auf den Halsbereich auf.
- Nehmen Sie einige tiefe Atemzüge.
- Ruhen Sie nach Möglichkeit 30 Minuten.

Vorteile der sanften Schilddrüsenmassage:
- verbesserte Durchblutung und Sauerstoffversorgung der Schilddrüse
- Anregung des Lymphflusses und Abtransport von Stoffwechselendprodukten (Schlacken)
- Lösung von Verspannungen und Verklebungen im Halsbereich
- Regulation der Schilddrüsenfunktion und Ausgleich von Über- oder Unterfunktion
- Linderung von Symptomen wie Müdigkeit, Antriebslosigkeit, Ängsten und Schlafstörungen
- Unterstützung der körpereigenen Selbstheilungskräfte

Abschließende Stimulation

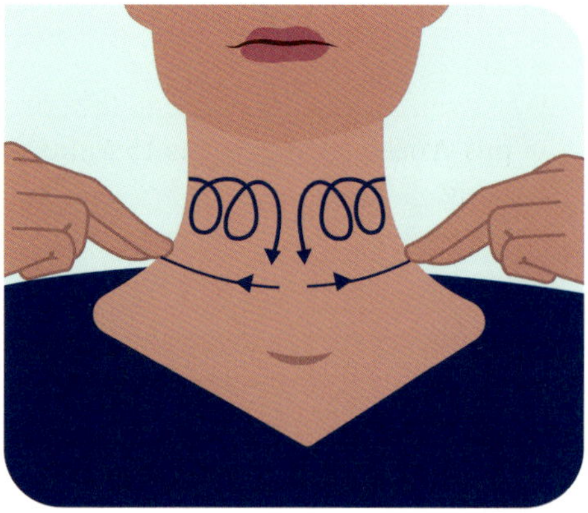

Massagetechnik zur Lösung von Schilddrüsenverklebungen

Ziel der Massage ist es, die Schilddrüse von den umliegenden Gewebestrukturen zu lösen. Bei Entzündungen kann es zu Verklebungen kommen, die die charakteristische Schmetterlingsform der Schilddrüse beeinträchtigen. Durch die Verklebungen verändert sich die Gestalt der Schilddrüse von einem Schmetterling mit ausgebreiteten Flügeln zu einem Schmetterling mit hängenden Flügeln und schließlich zu einem Bumerang.

Eine Ultraschalluntersuchung bei einem qualifizierten Therapeuten oder einer Therapeutin kann Aufschluss über den Grad der Verklebungen geben und genaue Anweisungen für die Durchführung der Massage liefern. Ist dies nicht möglich, können Sie dennoch durch sanftes Berühren und tägliche Massage über einen Zeitraum von Wochen bis Monaten Bindegewebsfasern lösen und die Schilddrüse dabei unterstützen, sich wieder von ihrer Umgebung abzugrenzen.

Technik der Massagedurchführung:

- Legen Sie die Fingerkuppen der linken Hand vorn über die Schilddrüse, bis der rechte Schilddrüsenrand spürbar ist.

Massage bei Schilddrüsenverklebungen

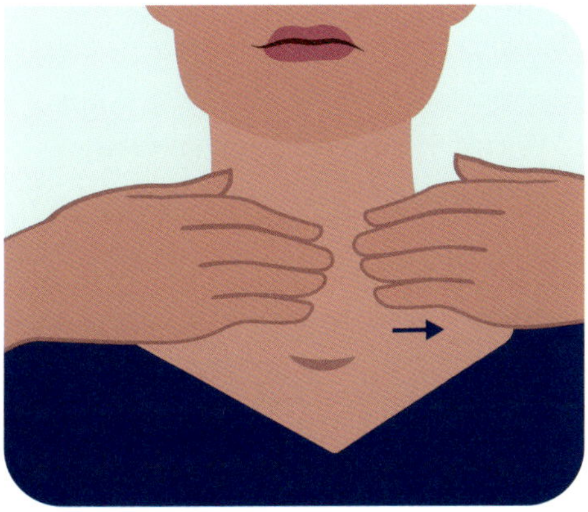

- Krümmen Sie die Finger, um die Schilddrüse zu fixieren. Mit den Fingerkuppen der rechten Hand führen Sie im seitlichen Halsdreieck scherende Bewegungen nach außen und unten aus, um den seitlichen Hals zu dehnen und einen Zug an der Grenze zur Schilddrüse zu erzeugen.
- Wiederholen Sie dies zehnmal pro Seite und insgesamt zweimal.

Zur Entspannung empfehle ich, zwischen den einzelnen Dehnungstechniken einen Durchgang der sanften Schilddrüsenmassage (Seite 100) durchzuführen, bevor die nächste Dehnungsbewegung fortgesetzt wird. Wie bereits beschrieben, empfehle ich diesen Zyklus insgesamt zweimal zu durchlaufen, bevor eine Ruhephase folgt.

Anwendungsempfehlungen:

- Bei akuter Hashimoto-Thyreoiditis mit Entzündungszeichen massieren Sie sehr sanft und vorsichtig, legen Sie ggf. nur die Hände auf.
- Bei Schilddrüsenknoten wirken Sie gezielt auf die verhärteten Areale ein, um Verklebungen zu lösen.
- Massieren Sie täglich oder mindestens 3× pro Woche jeweils 10 bis 15 Minuten lang.
- Wenden Sie die Massagetechnik als unterstützende Maßnahme bei einer ganzheitlichen Schilddrüsenbehandlung an.
- Verwenden Sie spezielle Massageöle wie Sanddorn-, Johanniskraut- oder Nachtkerzenöl. Ich empfehle hier

die wunderbaren Zuwendungsöle der Weltapotheke aus Wien (Seite 128).

- Setzen Sie Wärme in Form von Rotlicht (Seite 112) oder Ingwerwickel zur Verbesserung verhärteter Knoten ein.
- Kühlen Sie mit kalten Wickeln oder Quarkumschlägen (siehe Anleitung weiter unten) bei akuten Entzündungen und Überfunktion.
- Eine Selbstmassage ist durch Erlernen der Griffe möglich. Schauen Sie sich dazu gerne die Videos auf meinem YouTube Kanal an (Seite 128). Sie können sich aber auch bei einem erfahrenen Therapeuten oder einer Therapeutin behandeln lassen. Adressen finden Sie in meinen Empfehlungen (Seite 128).

Heilende Wickel

Neben der Schilddrüsenmassage bieten auch spezielle Halswickel eine wunderbare Möglichkeit, der Schilddrüse eine wohlig-warme Umarmung zu schenken, ganz sanft und heilsam. Sie sind die perfekte Ergänzung zu den Massagen und ein wahrer Segen bei Hashimoto-Schüben mit quälenden Entzündungen.

Der altbewährte Quarkwickel

Das Geheimnis des Quarkwickels liegt in der cremigen Konsistenz und der kühlen Frische des Quarks. Er wirkt wie Balsam für die erhitzte Schilddrüse, indem er überschüssige Entzündungswärme ableitet. Gleichzeitig versorgt er das Gewebe mit wertvollen Proteinen und Mineralstoffen wie Kalzium, ein Boost für die Wundheilung. Durch seine anschmiegsame Textur lässt sich der Quark punktgenau auf den Halswickel auftragen und haftet zuverlässig auf der Haut. Am besten eignet sich ein fettreicher Quark (40%), denn je cremiger, desto besser die Haftung.

Für optimale Ergebnisse empfehle ich vier bis sechs Anwendungen wöchentlich über mehrere Wochen.

So geht's:

1. Quark vor Gebrauch cremig rühren, nur frischen Quark verwenden. Bei Kälteempfindlichkeit Quark leicht anwärmen.
2. Quark großzügig auf einem dünnen Baumwolltuch oder einem speziellen Halswickel verteilen.
3. Tuch oder Wickel direkt auf die Schilddrüsenregion legen und bei Bedarf mit einem leichten Halstuch oder dem Halswickel fixieren.
4. Zurücklehnen, entspannen und die Seele baumeln lassen. Genießen Sie mindestens 30 bis 60 himmlische Minuten lang diese wohltuende Kühle.
5. Wickel nach Anwendung mit lauwarmem Wasser abspülen oder waschen.

Anwendungsempfehlungen:

- Wickel-Wellness: Quarkwickel mit Meditation und Bauchatmung kombinieren
- Wohlige Wärme bei Unterfunktion: Fröstelt die Schilddrüse durch eine Un-

terfunktion? Dann sind wärmende Wickel echte Hautschmeichler. Sie regen den trägen Stoffwechsel an und verbessern die Durchblutung. Den Wickel dazu mit geriebenem Ingwer, Senf oder Meerrettich aufpeppen oder die Haut mit wärmenden ätherischen Ölen wie Rosmarin, Thymian oder Zirbelkiefer verwöhnen (z. B. im Zuwendungsöl der Weltapotheke, Seite 128). Brei oder Öl großzügig auf den Wickel geben, auflegen und die Wärme 30–60 Minuten lang wirken lassen.

- Sanfte Hilfe bei Schilddrüsenknoten: Akut gerötete Knoten lassen sich am besten mit kühlenden Quarkwickeln oder kalten Retterspitz-Kompressen (1:1 mit Wasser verdünnt) besänftigen. Sie entlasten das Gewebe und unterstützen den Abtransport von Schadstoffen. Chronisch verhärtete Knoten hingegen mögen es lieber kuschelig warm, zum Beispiel mit Ingwer-, Senf- oder Meerrettich-Wickeln. Für extra Pflege mit einer sanften Schilddrüsenmassage (Seite 100) zur Auflösung von Stauungen kombinieren. Auch jodhaltige Wickel (zum Beispiel mit Algen oder Borretsch) können die Rückbildung fördern. Aber Vorsicht: nur unter Anleitung anwenden!
- Geduld zahlt sich aus: Wickel sind keine Wundermittel, aber bei regelmäßiger Anwendung echte Helfer in der Not. Sie ersetzen keine ärztliche oder therapeutische Behandlung, sondern begleiten Sie auf sanfte und nebenwirkungsarme Weise. Testen Sie unbedingt vorab die Verträglichkeit der verwendeten Zutaten. Und hören Sie auf Ihr Bauchgefühl: Bei starken Entzündungen oder anhaltender Verschlechterung holen Sie sich besser professionellen Rat.
- Die Kraft der Synergie: Zusammen mit einer ausgewogenen Ernährung und stressreduzierenden Maßnahmen können Wickel wahre Wunder für die Schilddrüse bewirken. So lässt sich die Lebensqualität Stück für Stück zurückerobern, mit der Kraft der Natur und einer großen Portion Selbstfürsorge. Ihre Schilddrüse wird es Ihnen danken.

Gesunde Bewegung für Rücken und Schilddrüse

Der moderne westliche Lebensstil mit viel Sitzen, Bewegungsmangel und einseitigen Bewegungsmustern hat weitreichende Folgen für unsere Muskulatur und das Bindegewebe. Besonders betroffen sind dabei der Nacken-, Schulter- und Brustbereich. Durch langes Sitzen am Schreibtisch, Smartphone-Nutzung und mangelnde Zugbewegungen kommt es häufig zu Verspannungen, Verkürzungen und Faszienverklebungen in diesen Regionen.

Aus evolutionärer Sicht ist unser Körper auf eine Vielfalt von Bewegungen ausgelegt. Unsere Vorfahren verbrachten den Großteil des Tages in Bewegung, sie liefen, kletterten, schwammen und kämpften. Dieses umfangreiche Bewegungsrepertoire, das wir auch bei Kindern noch beobachten können, ist für unseren Bewegungsapparat naturgemäß. Doch der moderne Lebensstil entfernt sich immer weiter von diesem ursprünglichen Muster. Die Folge: Muskuläre Dysbalancen, Haltungsschwächen und Schmerzsyndrome nehmen zu.

Wissenschaftliche Untersuchungen zeigen, dass bis zu 80 Prozent der Menschen in westlichen Ländern mindestens einmal im Leben unter Rückenschmerzen leiden.[62] Auch Nackenschmerzen und Verspannungen im Schulterbereich sind allgegenwärtig. Fast jeder zweite im Büro Arbeitende kämpft laut einer Erhebung mit chronischen Nackenproblemen.[63] Der »Handy-Nacken«, also eine ständige Überbeugung des Kopfes beim Blick auf das Smartphone, verschärft diese Problematik zusätzlich.

Gerade für Menschen mit Hashimoto sind diese muskulären Verspannungen besonders relevant. Die enge anatomische Verbindung der Schilddrüse mit den Halsmuskeln und Faszien kann dazu führen, dass Verspannungen in diesem Bereich die entzündete Schilddrüse zusätzlich reizen und komprimieren. Eine Studie zeigt zudem, dass Patienten mit Hashimoto-Thyreoiditis häufiger unter Kiefergelenksstörungen (TMD) leiden.[64] Das entspricht auch meiner Beobachtung in der Praxis. Da Kiefergelenk, Halswirbelsäule und Nackenmuskulatur eng verbunden sind, können TMD (Temporomandibular Disorders) zu weiteren Verspannungen und Bewegungseinschränkungen in diesem Bereich führen, was den Entzündungsprozess bei Hashimoto verstärkt. Über die Faszien, ein Netzwerk aus Bindegewebe, das den ganzen Körper durchzieht, können sich diese Spannungen und Verklebungen bis in die Schilddrüse fortsetzen.

Um diesen Teufelskreis aus Verspannung, Schmerz und Entzündung zu durchbrechen, ist es für Hashimoto-Betroffene besonders wichtig, aktiv zu werden. Gezielte Übungen wie Nickbewegungen, Kopfrotationen, Faszienrollen und Kräftigung der Schultermuskulatur sowie die Behandlung der Kiefergelenke und der Halsmuskulatur können helfen, die betroffenen Muskeln und Faszien zu lockern, zu dehnen und zu stärken.

Auch der Einsatz einer Massage Gun (Seite 128) kann dazu beitragen, hartnäckige Verspannungen zu lösen und so die Beschwerden zu lindern. Wenden sie die Massage Gun direkt auf dem verspannten Bereich im Nacken oder an den Schultern 30–60 Sekunden lang an. Die perkussiven Bewegungen dringen tief in das Muskelgewebe ein und lockern Triggerpunkte sowie verhärtete Muskelfasern. Die Vibration fördert die Durchblutung und kann Verspannungen lösen.

Ich empfehle Ihnen, die folgenden Übungen regelmäßig in Ihren Alltag einzubauen. Achten Sie dabei darauf, einseitige Belastungen zu vermeiden. So können Sie Verspannungen lösen, langfristig Ihre Beweglichkeit verbessern und erhalten sowie Schmerzfreiheit anstreben.

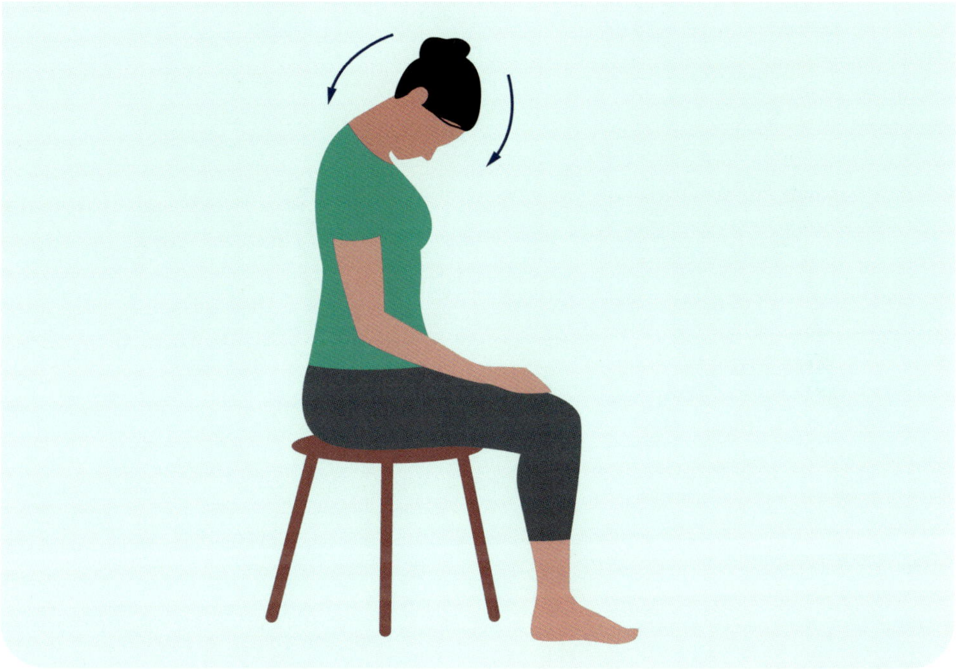

Detailliertere Anleitungen und Anregungen zu den Themen Bewegung, Ernährung, Gesundheit, Lifestyle sowie Stoffwechsel- und Schilddrüsen-Balance finden Sie auf meinem YouTube-Kanal (Adresse in meinen Empfehlungen, Seite 128). Sie sind herzlich eingeladen, den Kanal zu besuchen und zu abonnieren. So bleiben Sie stets informiert und können Ihre Gesundheit umfassend unterstützen.

Gemeinsam können wir einen Weg zu einem aktiveren Lebensstil finden, der einen gesunden Rücken, entspannte Schultern und eine optimal versorgte Schilddrüse fördert.

Nickbewegungen

Ausgangsposition: Setzen Sie sich aufrecht hin.

Ausführung: Senken Sie das Kinn langsam Richtung Brust. Halten Sie die Dehnung 30 Sekunden lang, heben Sie dann den Kopf an. Legen Sie den Kopf in den Nacken und halten Sie die Dehnung ebenfalls 30 Sekunden lang.

Wiederholungen: 5–10 Wiederholungen pro Übung

Wirkung: Dehnung der Nackenmuskulatur

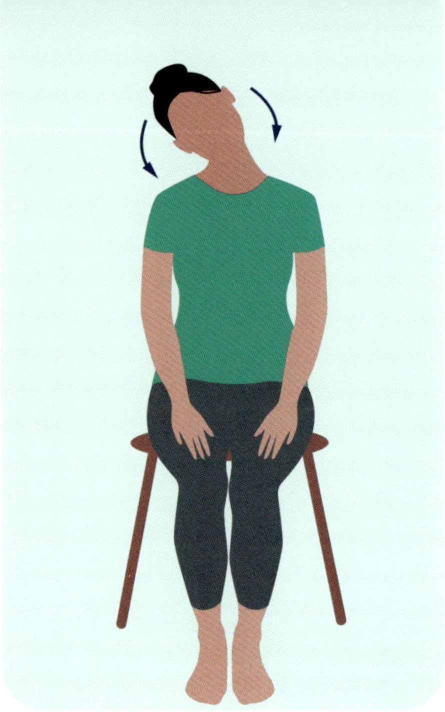

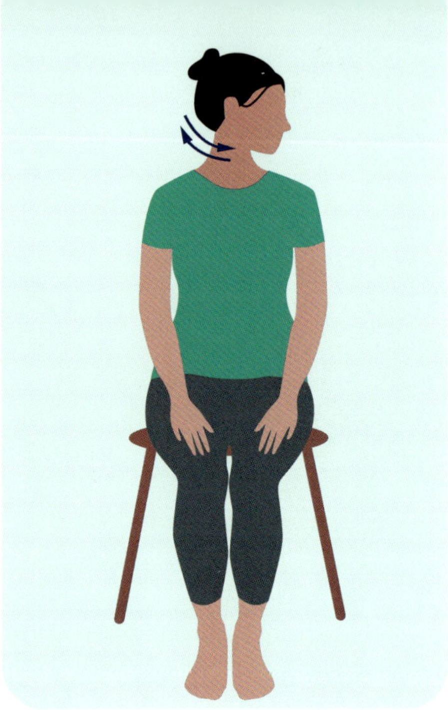

Seitneigung des Kopfes

Ausgangsposition: Setzen oder stellen Sie sich bequem hin.

Ausführung: Neigen Sie den Kopf langsam zur Seite, als ob das Ohr die Schulter berühren soll. Halten Sie die Dehnung 30 Sekunden lang, dann wechseln Sie die Seite.

Wiederholungen: 5–10 Wiederholungen pro Seite

Wirkung: Dehnung der seitlichen Halsmuskulatur

Kopfrotation

Ausgangsposition: Setzen oder stellen Sie sich bequem hin.

Ausführung: Drehen Sie den Kopf langsam zur Seite, bis Sie einen leichten Dehnungszug spüren. Halten Sie die Position 30 Sekunden lang. Drehen Sie dann den Kopf zur anderen Seite.

Wiederholungen: 5–10 Wiederholungen pro Seite

Wirkung: Verbesserung der Rotationsbeweglichkeit der Halswirbelsäule

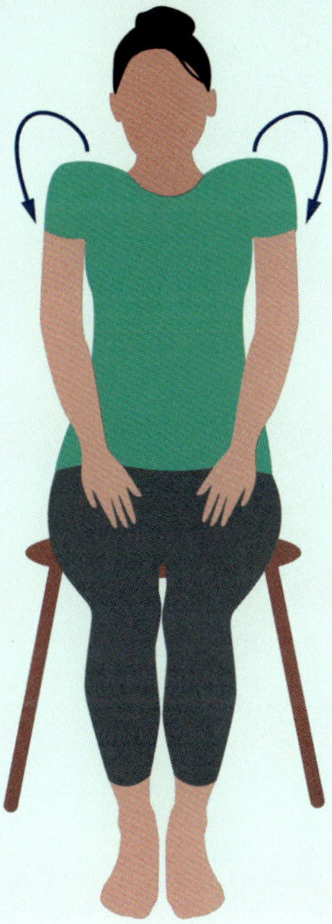

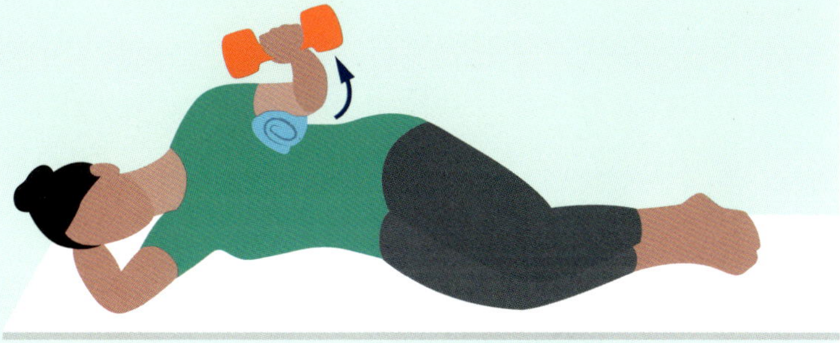

Schulterkreisen

Ausgangsposition: Setzen oder stellen Sie sich bequem hin.

Ausführung: Ziehen Sie die Schultern zu den Ohren hoch, kreisen Sie sie 10-15-mal nach hinten und dann 10-15-mal nach vorne.

Wiederholungen: 10–20 Wiederholungen

Wirkung: Lockerung von Verspannungen im Schulter-Nacken-Bereich

Unterarmdrehung 1

Ausgangsposition: Legen Sie sich auf die Seite.

Ausführung: Winkeln Sie den oberen Arm im 90-Grad-Winkel an. Klemmen Sie ein eingerolltes Handtuch zwischen Rumpf und Ellenbogen. Drehen Sie den Unterarm langsam nach oben. Halten Sie die Spannung 5 Sekunden lang und senken Sie den Arm ab. Sie können hier auch mit einer Hantel und Gewichten arbeiten.

Wiederholungen: 10–15 Wiederholungen pro Seite

Wirkung: Kräftigung der Schulteraußenrotation

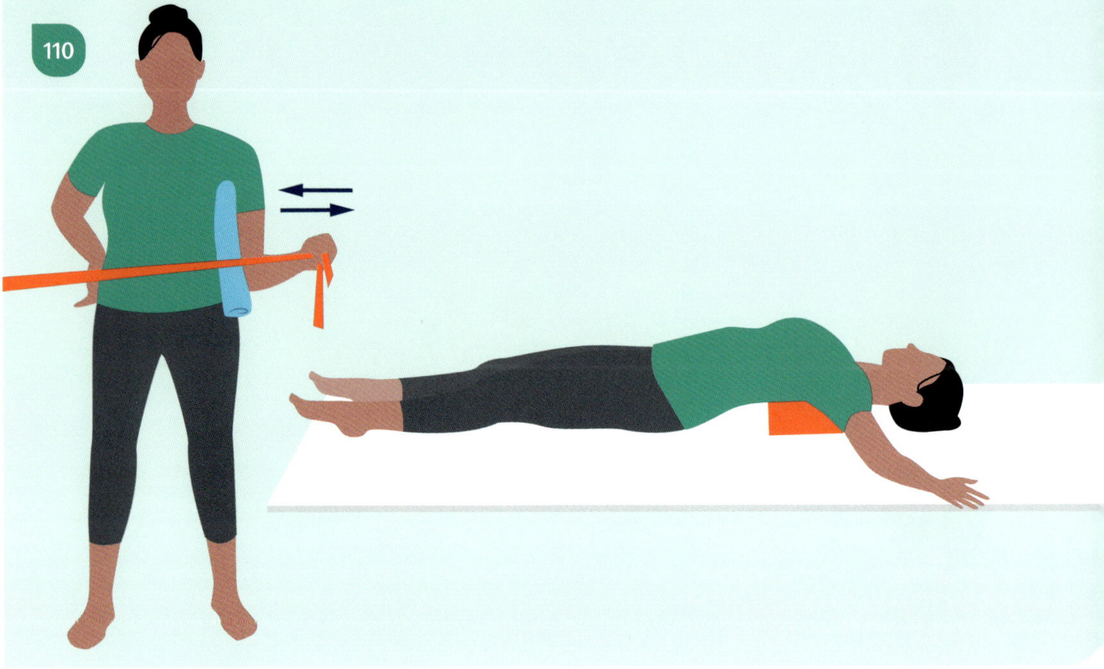

Unterarmdrehung 2

Ausgangspostion: Stellen Sie sich aufrecht hin.

Ausführung: Befestigen Sie das Theraband auf Ellenbogenhöhe. Stellen Sie sich seitlich zum Befestigungspunkt. Greifen Sie das Band. Winkeln Sie den Ellenbogen um 90 Grad an. Klemmen Sie ein Handtuch unter den Ellenbogen. Bewegen Sie den Unterarm langsam nach außen, bis das Band gespannt ist. Halten Sie die Spannung 5 Sekunden.

Wiederholungen: 10–15 Wiederholungen pro Seite

Wirkung: Kräftigung der Schulteraußenrotation

Brustkorböffnung

Ausgangsposition: Legen Sie sich auf den Rücken.

Ausführung: Platzieren Sie einen Yoga-Block längs zwischen den Schulterblättern. Lassen Sie die Arme seitlich entspannt liegen und atmen Sie tief in die geöffnete Brust.

Dauer: Bleiben Sie 3–5 Minuten lang in dieser Position.

Wirkung: sanfte Dehnung der Brustmuskulatur und Faszien der vorderen Schulter

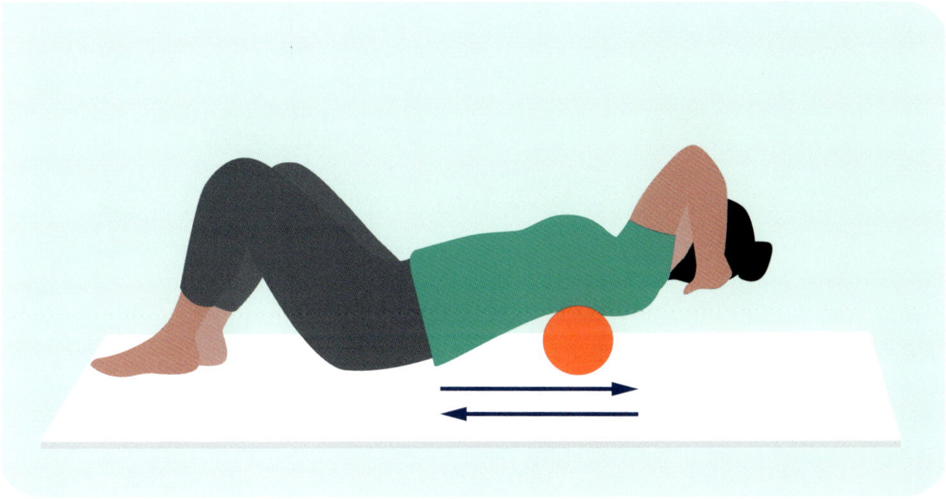

Faszienrollen der Brustwirbelsäule

Ausgangsposition: Legen Sie sich auf den Rücken.

Ausführung: Platzieren Sie eine Wirbelsäulen-Faszienrolle unter dem Schulterblatt-Bereich. Winkeln Sie die Beine an, stellen Sie die Füße flach auf den Boden. Heben Sie das Gesäß leicht an. Rollen Sie langsam auf der Faszienrolle vor und zurück. Atmen Sie dabei tief in den Bauchraum.

Dauer: Führen Sie die Rollbewegung 3–5 Minuten lang durch.

Wirkung: Die Faszienrolle dehnt und massiert sanft die Faszien und Muskeln entlang der Brustwirbelsäule, wodurch Verspannungen gelöst und die Beweglichkeit verbessert werden. Durch die Stimulation des Gewebes wird die Durchblutung gefördert, Schmerzen können reduziert und das allgemeine Wohlbefinden gesteigert werden. Die tiefe Bauchatmung während der Übung unterstützt zusätzlich die Entspannung und fördert eine bessere Körperwahrnehmung.

Infrarot- und Magnetfeldtherapie

Wer an Hashimoto leidet, kennt nicht nur die körperlichen Symptome wie chronische Müdigkeit, Antriebslosigkeit und diffuse Schmerzen, die den Alltag oft zur Qual machen. Auch die ständige Suche nach Therapien, die langfristig Linderung verschaffen, ohne die Erkrankung weiter anzuheizen, ist für viele Betroffene ein zermürbender Kraftakt. Umso interessanter sind daher zwei weitere Behandlungsansätze, die sich gegenseitig ergänzen und in Kombination eine vielversprechende Option für Hashimoto-Patienten und -Patientinnen darstellen: die Infrarot- und die Magnetfeldtherapie.

Infrarotlicht, das tief in das Gewebe eindringt, entfaltet dort eine Reihe von positiven Effekten: Es verbessert die Durchblutung, aktiviert den Stoffwechsel, reduziert Entzündungen und fördert die Regeneration geschädigter Zellen. Bei der Autoimmunerkrankung Hashimoto, die mit einer chronischen Entzündung der Schilddrüse einhergeht, könnte die entzündungshemmende und durchblutungsfördernde Wirkung der Infrarotstrahlung dazu beitragen, den Krankheitsverlauf zu verlangsamen und die Symptome zu lindern. Gerade nach körperlicher Aktivität kann die Infrarottherapie die Erholungsphase optimieren und die beanspruchten Muskeln und Gelenke schneller regenerieren lassen, was für mehr Lebensqualität sorgt.

Gleichzeitig hat sich die Magnetfeldtherapie als wirksame Methode erwiesen, um den Zellstoffwechsel anzuregen, die Sauerstoffversorgung des Gewebes zu verbessern und das Immunsystem zu regulieren. Niederfrequente, pulsierende Magnetfelder können außerdem schmerzlindernd und entzündungshemmend wirken. Für Hashimoto-Betroffene bedeutet das eine mögliche Reduktion von Schmerzen, Müdigkeit und Antriebslosigkeit sowie eine allgemeine Stärkung des Immunsystems.

Die Kombination aus Infrarot- und Magnetfeldtherapie zeigt vielversprechendes Potenzial für Hashimoto-Betroffene. Die bisherigen Erkenntnisse und Erfahrungen zu den vielfältigen positiven Wirkungen beider Verfahren sind ermutigend und geben Anlass zu Optimismus. Dieser ganzheitliche Therapieansatz könnte eine wertvolle Ergänzung zu den bereits vorgestellten Behandlungsmöglichkeiten darstellen. Er bietet die Chance, das allgemeine Wohlbefinden zu steigern und die Lebensqualität nachhaltig zu verbessern. Indem Sie diese innovativen Methoden in Ihr Gesundheitsmanagement integrieren, machen Sie einen weiteren Schritt in Richtung eines ausgeglicheneren und vitaleren Lebens mit Hashimoto.

Eine Möglichkeit, beide Behandlungsformen komfortabel zu Hause anzuwenden, bietet beispielsweise die VITORI Kristallmatte (Bezugsquelle in meinen Empfehlungen, Seite 128). Diese innovative Matte kombiniert die wohltuende Wärme von Infrarotlicht mit den sanften Schwingungen eines pulsierenden Magnetfelds und ermöglicht so eine ganzheitliche, tiefenwirksame Behandlung.

Adaptogene Pflanzen

Adaptogene sind wahre Multitalente, wenn es darum geht, dem Körper zu helfen, besser mit Stress umzugehen und das hormonelle Gleichgewicht wiederherzustellen. Bei Hashimoto-Betroffenen, insbesondere bei denjenigen, die dem Adrenal-Typ (Seite 64) oder dem hormonellen Typ (Seite 66) entsprechen, können diese pflanzlichen Helfer eine wertvolle Unterstützung sein.

Für den Adrenal-Typ, der durch eine Schwäche oder Erschöpfung der Nebennieren gekennzeichnet ist, und für den hormonellen Typ, der durch eine Dysbalance in den Hormonspiegeln, insbesondere der Sexual- und Schilddrüsenhormone charakterisiert ist, gibt es verschiedene Empfehlungen.

Adaptogene für den Adrenal-Typ:

- **Rhodiola rosea (Rosenwurz):** Dieses Adaptogen ist ein echter Stresskiller. Es steigert die körperliche und geistige Leistungsfähigkeit, wirkt antidepressiv und schützt die Nebennieren vor Überlastung. 200–400 mg Rosenwurz-Extrakt täglich können helfen, Stresssymptome und Erschöpfung zu lindern.
- **Ashwagandha:** Die »schlaffördernde Beere« aus der ayurvedischen Medizin ist ein Kraftpaket für die Nebennieren. Sie wirkt beruhigend, fördert einen erholsamen Schlaf und verbessert die Stressresilienz. 1 TL Ashwagandha-Pulver täglich kann Stress reduzieren und die Lebensqualität verbessern.
- **Cordyceps sinensis (Raupenpilz):** Dieser Pilz ist bekannt für seine stärkende Wirkung auf die Nebennieren. Er erhöht die körperliche Ausdauer, verbessert die Stressresistenz und unterstützt die Regeneration nach Erschöpfungszuständen. Eine tägliche Einnahme von 1–3 g Cordyceps-Pulver kann helfen, die Nebennierenfunktion zu optimieren.
- **Ganoderma lucidum (Reishi):** Der Reishi-Pilz ist ein weiteres kraftvolles Adaptogen, das die Nebennieren und das Immunsystem stärkt. Er wirkt ausgleichend auf das Nervensystem, fördert einen erholsamen Schlaf und verbessert die allgemeine Stressbelastbarkeit. 1–2 g Reishi-Pulver täglich können dazu beitragen, die Nebenniere zu unterstützen und Stresssymptome zu lindern.

Adaptogene für den Hormon-Typ:

- **Maca:** Die »peruanische Ginsengwurzel« ist reich an Mineralstoffen und Spurenelementen. Sie wirkt ausgleichend auf den Hormonhaushalt, steigert die Vitalität und ist ein natürliches Aphrodisiakum. 1–2 TL Macapulver täglich ins Müsli oder einen Smoothie gemischt, versorgen den Körper optimal mit den wertvollen Inhaltsstoffen.

- **Rotklee:** Rotklee ist reich an Isoflavonen, die an Östrogenrezeptoren andocken und so bei vielen Wechseljahresbeschwerden wie Hitzewallungen, Depressionen und Stimmungsschwankungen helfen können.
- **Bockshornklee:** Bockshornklee fördert die Bildung von Progesteron und anderen Nebennierenhormonen. Eine tägliche Einnahme von bis zu 500 mg wird empfohlen, besonders bei Progesteronmangel.
- **Agaricus blazei murill (ABM-Pilz):** Dieser Heilpilz hat sich als wirksam bei der Regulierung des Hormonhaushalts erwiesen. Er enthält natürliche Substanzen, die östrogenähnliche Wirkungen entfalten und so bei Beschwerden wie Hitzewallungen, Stimmungsschwankungen und Schlafstörungen helfen können. Eine tägliche Einnahme von 1–2 g ABM-Pulver kann das hormonelle Gleichgewicht unterstützen.
- **Inonotus obliquus (Chaga-Pilz):** Der Chaga-Pilz ist reich an Antioxidantien und Polysacchariden, die das Immunsystem stärken und entzündungshemmend wirken. Zudem hat er sich als vorteilhaft bei der Regulierung des Blutzuckerspiegels und der Schilddrüsenfunktion gezeigt, was für Hashimoto-Patienten mit Hormonimbalancen wichtig sein kann. 1–2 g Chaga-Pulver täglich können dazu beitragen, den Hormonhaushalt zu harmonisieren.

Wichtig: Stimmen Sie die Einnahme von Adaptogenen und Heilpilzen immer mit einem erfahrenen Therapeuten oder einer Therapeutin ab. Die optimale Dosierung und Kombination kann von Person zu Person variieren und hängt von den spezifischen Beschwerden und der Gesamtkonstitution ab.

Zusammenfassung

Mit der gezielten Unterstützung durch Adaptogene und einem gesunden Lebensstil können vor allem Hashimoto-Patienten des Adrenal- und hormonellen Typs ihre Beschwerden lindern, ihre Belastbarkeit erhöhen und wieder mehr Lebensfreude gewinnen.
Zusätzlich zu den genannten Adaptogenen und Heilpilzen ist es für alle Hashimoto-Typen von größter Bedeutung, auf eine ausgewogene, nährstoffreiche Ernährung zu achten, für ausreichend Bewegung und Entspannung zu sorgen und mögliche Stressauslöser zu reduzieren.

Kälteanwendungen

Eine vielversprechende Methode zur Unterstützung der Schilddrüsenfunktion und der Optimierung des Hormonflusses ist die »Macht der Kälteanwendung«. Bei Schilddrüsenerkrankungen wie Hashimoto kann die optimale Funktion der Schilddrüse beeinträchtigt sein. Kälteanwendungen bieten hier einen einfachen und natürlichen Ansatz zur Unterstützung.

Kälte hat auf physiologischer Ebene vielfältige positive Effekte auf den Körper, insbesondere auf die Schilddrüsenhormone. Der Schlüssel liegt in der Thermoregulation. Wenn der Körper Kälte ausgesetzt ist, muss er mehr Energie aufwenden, um die Kerntemperatur aufrechtzuerhalten. Das führt zu einer Reihe von Reaktionen im endokrinen System, die die Produktion und Freisetzung von Schilddrüsenhormonen anregen können.

Besonders interessant ist, dass Kälte nicht nur die Produktion von Schilddrüsenhormonen anregt, sondern auch ihre Wirksamkeit im Körper verstärken kann. Forschungsergebnisse deuten darauf hin, dass Kälteexposition die Umwandlung des weniger aktiven Thyroxins (T_4) in das stoffwechselaktivere Trijodthyronin (T_3) in den Zielgeweben fördern kann.[65] Das ist besonders relevant, weil T_3 den Stoffwechsel stärker ankurbelt und damit die Wärmeproduktion im Körper erhöht.

Darüber hinaus kann Kälte die Sensitivität der Zellen für Schilddrüsenhormone verbessern. Das bedeutet, dass die vorhandenen Hormone effizienter genutzt werden können, was zu einer Optimierung der Schilddrüsenfunktion beitragen kann.[66] Kälte ist besonders nach dem Sport zu empfehlen, weil sie die Regeneration fördern und Entzündungsreaktionen reduzieren kann.[67]

Es gibt viele einfache Möglichkeiten, Kälte in den Alltag zu integrieren:

Kalte Wickel: Mehrmals täglich angewendete kalte Wickel um den Hals können das Gewebe kühlen und möglicherweise abschwellend wirken.

Kalt duschen: Am Ende des Duschens können Sie 30–60 Sekunden kalt duschen. Das kann die Durchblutung anregen und möglicherweise die Schilddrüse aktivieren. Eine sanfte Einstiegsmethode ist die »Schottische Dusche«:

- Beginn mit warmem Wasser, 3–5 Minuten lang
- Wechsel zu kaltem Wasser, 30 Sekunden lang
- zurück zu warmem Wasser, 30 Sekunden lang
- diesen Zyklus 3–5-mal wiederholen
- mit kaltem Wasser abschließen

Die Schottische Dusche wechselt zwischen Wärme und Kälte. Sie kann Auswirkungen auf die Durchblutung und den Stoffwechsel haben. Für Anfänger empfiehlt es sich, mit geringen Temperaturunterschieden zu beginnen und sie allmählich zu steigern.

Nach der Sauna: Heiß oder kalt duschen?

Bei Saunagängen kann es für die Stoffwechselregulation vorteilhaft sein, danach heiß zu duschen. Hitze stellt ebenfalls einen positiven hormetischen Reiz dar und kann durch das anschließende heiße Duschen verstärkt werden. Der Hitzereiz aktiviert sogenannte FoxO3a-Proteine, auch bekannt als »Methusalem-Gen«, die viele positive Effekte auf zellulärer Ebene anstoßen können.[68] FoxO3a lässt vermehrt körpereigene Antioxidantien in den Zellen entstehen und schützt so die Zelle vor Stress. Bestimmte Varianten dieses Gens kommen gehäuft bei sehr alten Menschen vor und erhöhen die Wahrscheinlichkeit, ein hohes Alter zu erreichen.[69]

Möchten Sie dagegen das Herz-Kreislauf-System stärken, kann der Wechsel von heiß zu kalt empfehlenswert sein. Dieses Wechselspiel kann die Elastizität der Blutgefäße trainieren, wie Untersuchungen nahelegen.

Eisbaden: Für Mutige ist regelmäßiges Eisbaden ein sehr effektiver Reiz. Dabei wird der ganze Körper für kurze Zeit sehr tiefen Temperaturen ausgesetzt, was einen starken Stimulus für die Schilddrüse darstellen kann. Allerdings erfordert diese Methode besondere Vorsicht und sollte nur nach Rücksprache mit einem Arzt oder einer Ärztin und unter Beachtung aller Sicherheitsmaßnahmen durchgeführt werden.

Achtung: Eisbaden und längere intensive Kälteanwendungen sind nicht für jeden geeignet. Menschen mit Nebennierenschwäche, Immunschwächen oder Schilddrüsenüberfunktion (wie bei Morbus Basedow) sollten darauf verzichten. Denn sie können den Körper unter extremen Stress setzen und bestehende Probleme verschlimmern. Für diese Personengruppen können mildere Formen der Kälteanwendung wie kurze kalte Duschen oder lokale Kältewickel oft besser geeignet sein. Jede Form der Kälteanwendung sollte mit der behandelnden Ärztin oder dem Arzt abgesprochen werden.

Die Kraft der Kälte zu nutzen, liegt nun in Ihrer Hand. Starten Sie behutsam und hören Sie auf Ihren Körper. Bei akuten Beschwerden ist es manchmal besser, sich zurückzuhalten. Wie bei allen neuen Praktiken rate ich Ihnen, die Reaktionen Ihres Körpers zu beobachten und die Intensität der Kälteanwendungen schrittweise zu steigern.

Die Macht der Stimme und Schwingung

Eine weitere Möglichkeit, die Schilddrüse positiv zu stimulieren, ist die Macht der Stimme und Vibration. Über Singen und Töne können Sie direkt auf das Schilddrüsengewebe einwirken und es sanft massieren. Besonders effektiv sind dabei tiefe, summende Töne wie das Brummen oder Summen. Diese Töne erzeugen Frequenzen im Bereich von 30–150 Hz, die als besonders heilsam gelten. Studien haben gezeigt, dass regelmäßiges Singen oder Brummen Verspannungen in der Halsregion lösen, die Durchblutung fördern und sogar Entzündungen in der Schilddrüse reduzieren kann.[70]

Wie bereits in Kapitel »Energetische Verbindung von Schilddrüse und Verdauung« beschrieben (Seite 17), betont die ayurvedische Medizin die Verbindung zwischen dem Halschakra (Vishuddha) und dem Solarplexuschakra (Manipura). Ein harmonisch funktionierendes Halschakra ermöglicht eine klare und freie Ausdrucksweise und hilft, die Authentizität in der Kommunikation zu wahren. Störungen in diesem Bereich können ein Indikator für eine Schilddrüsendysfunktion sein.

Instrumente wirken positiv

Aber nicht nur die eigene Stimme, auch Instrumente wie die Mundharmonika können die Schilddrüse positiv beeinflussen. Die Pulmonika, eine speziell entwickelte Mundharmonika, erzeugt besonders tiefe Frequenzen, die gezielt auf die Schilddrüse wirken. Durch das Spielen der Pulmonika wird der Parasympathikus aktiviert, was zu einer Entspannung und besseren Durchblutung der Schilddrüse führt.[71]

Licht, Farben und Magnetfelder

Auch Licht, Farben und Magnetfelder spielen eine wichtige Rolle für die Schilddrüsenfunktion. Besonders das Frequenzspektrum des Sonnenlichts mit seiner Schumann-Frequenz von 7.83 Hz hat einen positiven Einfluss. Diese Frequenz entspricht den natürlichen Schwingungen der Erde und ist perfekt auf unseren Körper abgestimmt. Studien haben gezeigt, dass die Schumann-Frequenz stressreduzierend wirkt, die Ausschüttung von Melatonin und Serotonin fördert und so zu einem ausgeglichenen Hormonhaushalt beiträgt.[72] Auch künstlich erzeugte Magnetfelder im extrem niederfrequenten Bereich (ELF) von 1–100 Hz können die Schilddrüsenfunktion positiv beeinflussen, indem sie die Mitochondrien in den Zellen stimulieren und die Energieproduktion steigern.[73] Ich selbst habe seit Jahren viele positive Erfahrungen mit der VITORI-Kristallmatte (Bezugsquelle in meinen Empfehlungen, Seite 128) gesammelt, die ich sehr gerne nutze und auch vielen meiner Patientinnen und Klienten empfehle. Die Matte erzeugt ein sanftes Magnetfeld im ELF-Bereich und unterstützt so auf natürliche Weise die Schilddrüsenfunktion und das allgemeine Wohlbefinden.

Barfuß laufen

Ein einfacher Tipp, um die Verbindung zum natürlichen Erdmagnetfeld herzustellen, ist das morgendliche Barfuß laufen auf einer Wiese oder im Garten. Durch den direkten Hautkontakt mit der Erde können wir die heilsamen Schwingungen und Frequenzen des Erdmagnetfeldes aufnehmen. Studien haben gezeigt, dass regelmäßiges Erden (Earthing) den Cortisolspiegel senkt, Entzündungen reduziert und den Schlaf verbessert.[74]

Zusammenfassung

Es gibt viele wirksame und natürliche Interventionen und Heilmittel, die die Schilddrüse positiv unterstützen und den Heilungsverlauf günstig beeinflussen können. Über meinen YouTube-Kanal erhalten Sie regelmäßig Informationen und Tipps rund um die Themen Stoffwechsel- und Hormonregulation, Ernährung, Bewegung, Lifestyle und vieles mehr. Schauen Sie gerne dort vorbei oder informieren Sie sich über die von mir empfohlenen Webseiten (Seite 128), welche Möglichkeiten es für Sie gibt, Ihre Gesundheit und Heilung zu unterstützen.

Einfache Übungen

Es gibt viele einfache Übungen, mit denen Sie Ihre Schilddrüse unterstützen können:

- Summen oder Brummen von tiefen Tönen, täglich 5–10 Minuten lang
- Singen aus vollem Herzen, so oft Sie Lust dazu verspüren
- Spielen der Pulmonika oder einer normalen Mundharmonika
- Aufenthalt in der Natur und im Sonnenlicht, um die Schumann-Frequenz aufzunehmen
- Meditation mit Fokus auf die Schilddrüse und Visualisierung von heilendem Licht
- Exposition gegenüber ELF-Magnetfeldern durch spezielle Geräte wie die VITORI-Kristallmatte (Seite 128) oder Spaziergänge in der Natur
- Barfuß laufen auf natürlichen Oberflächen wie Gras, Erde oder Sand

Mit der Kraft Ihrer Stimme, den heilsamen Schwingungen um uns herum und dem Bewusstsein für die energetischen Zusammenhänge haben Sie weitere kraftvolle Werkzeuge, um Ihre Schilddrüse und damit Ihre Gesundheit ganzheitlich zu stärken. Nutzen Sie diese einfachen, aber effektiven Möglichkeiten und bringen Sie mehr Harmonie in Ihr Hormonsystem.

Liebe Leserin, lieber Leser

Am Ende dieses Buches möchte ich Ihnen noch einmal von Herzen danken, dass Sie sich die Zeit genommen haben, mit mir in die faszinierende Welt der Schilddrüse einzutauchen. Die Reise durch die komplexen Zusammenhänge von Hashimoto-Thyreoiditis, Ernährung, Lebensführung und ganzheitlichen Therapieansätzen war hoffentlich ebenso aufschlussreich wie ermutigend für Sie.

Die Informationen und Erkenntnisse in diesem Buch sollen Ihnen dabei helfen, Ihre Schilddrüsengesundheit zu verbessern und ein ausgeglicheneres Leben zu führen. Hashimoto ist eine Herausforderung, aber Sie haben jetzt das Wissen und die Werkzeuge, um aktiv Einfluss auf Ihr Wohlbefinden zu nehmen. Erinnern Sie sich daran, dass jeder kleine Schritt zählt – sei es eine bewusstere Ernährung, stressreduzierende Maßnahmen oder die Zusammenarbeit mit einem erfahrenen Therapeuten oder einer Therapeutin.

Scheuen Sie sich nicht, Ihr neues Wissen anzuwenden und Ihren individuellen Weg zu einem Leben mit Hashimoto zu finden. Hören Sie auf Ihren Körper, haben Sie Geduld mit sich selbst und feiern Sie jeden Fortschritt. Eine Schilddrüsenerkrankung bringt zwar Herausforderungen mit sich, aber sie definiert Sie nicht als Person. Bleiben Sie hoffnungsvoll, denn mit der richtigen Unterstützung und Einstellung können Sie lernen, mit Hashimoto zu leben und zu wachsen.

Um Ihnen den Einstieg in eine ganzheitliche Schilddrüsentherapie zu erleichtern, nenne ich in meinen Empfehlungen eine Webseite (Seite 128), auf der Sie nicht nur ausgebildete Schilddrüsentherapeuten und Coaches finden, die Sie auf Ihrem Weg begleiten können, sondern auch eine engagierte Community von Menschen, die ebenfalls von

Hashimoto betroffen sind. Tauschen Sie sich aus, lernen Sie voneinander und finden Sie die Unterstützung, die Sie brauchen, um Ihre Schilddrüsengesundheit optimal zu managen.

An dieser Stelle möchte ich auch meinen tiefsten Dank aussprechen. Zunächst danke ich all meinen Patientinnen und Klienten, die ich über die letzten Jahre begleiten durfte und darf, für ihr Vertrauen in ihre Heilungskräfte und in die ganzheitlichen, regulativen Therapien. Ihre Erfolgsgeschichten und ihr Mut sind eine ständige Quelle der Inspiration für mich. Mein besonderer Dank gilt auch meinen beiden Kindern und meiner Frau, die mir stets liebevoll und stützend zur Seite stehen und mich in meinem unermüdlichen Engagement für die Schilddrüsengesundheit bestärken.

Ich wünsche Ihnen von Herzen alles Gute auf Ihrem Weg zu einem besseren Wohlbefinden mit Hashimoto. Bleiben Sie stark, neugierig und offen für die Möglichkeiten, die vor Ihnen liegen. Und vergessen Sie nicht: Mit der Thyroid-Balance-Community (Seite 128) haben Sie starke Partner an Ihrer Seite, die Sie unterstützen und begleiten.

Mein größter Wunsch ist es, dass Ihnen dieses Buch Hoffnung und Zuversicht schenkt und zeigt, dass Heilung immer möglich sein kann. Vielen Dank, dass Sie mir Ihr Vertrauen geschenkt haben. Ich hoffe, dass dieses Buch für Sie ein hilfreicher Begleiter sein wird, auf den Sie immer wieder zurückgreifen können.

Alles Liebe und Gute für Sie!

Ihr Markus Grimm

Service

Quellenangaben

1 M Cellini, MG Santaguida, C Virili, S Capriello, N Brusca, L Gargano L and M Centanni. Hashimoto's Thyroiditis and Autoimmune Gastritis. Front. Endocrinol. (2017) 8:92. doi: 10.3389/fendo.2017.00092
P Fallahi, SM Ferrari, I Ruffilli, G Elia, M Biricotti, R Vita et al. The association of other autoimmune diseases in patients with autoimmune thyroiditis: review of the literature and report of a large series of patients. Autoimmun Rev (2016) 15:1125–8. doi:10.1016/j.autrev.2016.09.009

2 WM Wiersinga. Smoking and thyroid. Clinical endocrinology, Wiley Online Library, 2013
C Steinmaus, MD Miller, R Howd. Impact of smoking and thiocyanate on perchlorate and thyroid hormone associations in the 2001–2002. National Health and Nutrition Examination Survey; Environmental health, 2007
V Zivaljevic, H Vlajinac, J Marinkovic. Cigarette smoking as a risk factor for cancer of the thyroid in women. Tumori, 2004

3 LI Nadolnik, Stress and the thyroid gland. Supplement Series B: Biomedical Chemistry, 2011
DM Silberman, M Wald, AM Genaro. Effects of chronic mild stress on lymphocyte proliferative response. Participation of serum thyroid hormones and corticosterone. International immunopharmacology, 2002
F Anifantaki, P Pervanidou, I Lambrinoudaki. Maternal prenatal stress, thyroid function and neurodevelopment of the offspring: A mini review of the literature. Frontiers in medicine, 2021

4 LJ Burrows, M Basha. The effects of hormonal contraceptives on female sexuality: a review. The Journal of Sexual Medicine 2012

5 C Panzer, S Wise, G Fantini et al. Impact of oral contraceptives on sex hormone-binding globulin and androgen levels: A retrospective study in women with sexual dysfunction. The Journal of Sexual Medicine, 2006

6 K Rousseau, S Dufour, LM Sachs. Interdependence of thyroid and corticosteroid signaling in vertebrate developmental transitions. Frontiers in Ecology and Evolution, 2021

7 L Nadolnik. Role of glucocorticoids in regulation of iodine metabolism in thyroid gland: effects of hyper- and hypocorticism. Glucocorticoids-New Recognition of Our Familiar Friend, 2012

8 V Garofalo, RA Condorelli, R Cannarella, A Aversa. Relationship between Iron Deficiency and Thyroid Function: A Systematic Review and Meta-Analysis. Nutrients, 2023
F Dasa, T Abera. Factors affecting iron absorption and mitigation mechanisms: a review. Int J Agric Sci Food Technol, 2018
A Waldmann, JW Koschizke, C Leitzmann. Dietary iron intake and iron status of German female vegans: results of the German vegan study. Annals of nutrition and Metabolism, 2004
Garofalo V, Condorelli RA, Cannarella R, Aversa A. Relationship between Iron Deficiency and Thyroid Function: A Systematic Review and Meta-Analysis. Nutrients, 2023
Dasa F, Abera T. Factors affecting iron absorption and mitigation mechanisms: a review. Int J Agric Sci Food Technol, 2018
A Waldmann, JW Koschizke, C Leitzmann. Dietary iron intake and iron status of German female vegans: results of the German vegan study. Annals of nutrition and Metabolism, 2004

9 AAHA Al-Rammahi, HJB Al-Khilkhali. Detection of Epstein-Barr virus and Hashimoto's autoimmune in patients with a thyroid disorder. BIO Web of Conferences, 2023
SN Assaad, MA Meheissen, ET Elsayed. Study of Epstein-Barr virus serological profile in Egyptian patients with Hashimoto's thyroiditis: A case-control study. Journal of Clinical & Translational Endocrinology, 2020
DTW Lui, CH Lee, YC Woo, IFN Hung. Thyroid dysfunction in COVID-19. Nature Reviews Endocrinology, 2024
A Tabassom, V Chippa, MA Edens. De quervain thyroiditis, 2018

10 T Alkayyali, O Ochuba, K Srivastava, JK Sandhu. An exploration of the effects of radiofrequency radiation emitted by mobile phones and extre-

mely low frequency radiation on thyroid hormones and thyroid gland. Cureus, 2021

11 T Butler. On the Clear Evidence of the Risks to Children from Non-Ionizing Radio Frequency Radiation: The Case of Digital Technologies in the Home, Classroom and Society. University College Cork, 2019

12 E Lahner, L Conti, F Cicone, S Capriello. Thyro-entero-gastric autoimmunity: pathophysiology and implications for patient management. Best Practice & Research Clinical Endocrinology & Metabolism, 2020
M Venerito, M Radünz, K Reschke. Autoimmune gastritis in autoimmune thyroid disease. Alimentary, 2015
IRC Kryssia, F Marilisa, M Chiara. Autoimmune diseases in autoimmune atrophic gastritis. Acta Bio Medica, 2018

13 J Schole, W. Lutz: Regulationskrankheiten, BoD, 2005

14 A Antonelli, P Fallahi, SM Ferrari. 3,5-diiodo-L-thyronine increases resting metabolic rate and reduces body weight without undesirable side effects. J Biol Regul Homeost Agents, 2011
G Homuth, J Lietzow, N Schanze, J Golchert, J Köhrle. Endocrine, Metabolic and Pharmacological Effects of Thyronamines (TAM), Thyroacetic Acids (TA) and Thyroid Hormone Metabolites (THM)–evidence from in vitro cellular, experimental animal and human studies Experimental and Clinical Endocrinology & Diabetes, 2020
R Senese, F Cioffi, G Petito, F Goglia, A Lanni. Thyroid hormone metabolites and analogues. Received: 30 May 2019, Accepted: 18 July 2019
S Piehl, CS Hoefig, TS Scanlan, J Köhrle. Thyronamines –past, present, and future. Endocrine reviews, 2011
J Köhrle. Thyroid hormones and derivatives: endogenous thyroid hormones and their targets. Thyroid Hormone Nuclear Receptor: Methods and Protocols. Springer, 2018

15 TJ Visser. Regulation of thyroid function, synthesis and function of thyroid hormones. Thyroid Diseases Endocrinology. Springer, 2018
MA Shahid, MA Ashraf, S Sharma. Physiology, thyroid hormone, 2018

16 MA Shahid, 2018
PFS Teixeira, PB Dos Santos, CC Pazos-Moura. The role of thyroid hormone in metabolism and metabolic syndrome. Therapeutic advances in endocrinology and metabolism, 2020

17 MLP Teng, CH Ng, DQ Huang, KE Chan. Global incidence and prevalence of nonalcoholic fatty liver disease. Clinical and Molecular Hepatology, 2023
Z Younossi, F Tacke, M Arrese, B Chander Sharma, I Mostafa, E Bugianesi. Global perspectives on nonalcoholic fatty liver disease and nonalcoholic steatohepatitis. Hepatology, 2019

18 C Ling, Q Sun, J Khang, MF Lastarria, J Strong, B Stolze, X Yu, TP Parikh, MA Waldman. Does TSH reliably detect hypothyroid patients? Annals of thyroid research, 2018

19 H Rooth Svensson. Schilddrüse und Mitochondrien, 2019

20 NC Hadlow, KM Rothacker, R Wardrop, SJ Brown, EM Lim, JP Walsh. The Relationship Between TSH and Free T4 in a Large Population Is Complex and Nonlinear and Differs by Age and Sex. The Journal of Clinical Endocrinology & Metabolism, 2013

21 KM Rothacker, JEM Midgley, R Larisch, JW Dietrich, R Hoermann. Comment on »Reconciling the Log-Linear and Non-Linear Aspects of the TSH-Free T4 Relationship: Intra-Individual Analysis of a Large Population«. The Journal of Clinical Endocrinology & Metabolism, 2016

22 Q Mu, J Kirby, CM Reilly, XM Luo. Leaky gut as a danger signal for autoimmune diseases. Frontiers in immunology, 2017
SP Wiertsema, J van Bergenhenegouwen, J Garssen. The interplay between the gut microbiome and the immune system in the context of infectious diseases throughout life and the role of nutrition in optimizing. Nutrients, 2021

23 www.aerztezeitung.de/Medizin/Meist-iatrogen-bedingt-307702.html (aufgerufen am 16.8.2024)

24 MJ Goolsby, J Blackwell. Evaluation and treatment of hyperthyroidism and hypothyroidism. Journal of the American Academy of Nurse Practitioners, 2004

25 Pulmonica: pulmonica.de
www.aerztezeitung.de/Medizin/Meist-iatrogen-bedingt-307702.html (aufgerufen am 16.8.2024)

26 M Cellini, 2017
P Fallahi, 2016

27 L Cordain, JB Miller, SB Eaton, N Mann. Plant-animal subsistence ratios and macronutrient energy estimations in worldwide hunter-gatherer diets. The American Journal of Clinical Nutrition, 2000

28 F Biobaku, H Ghanim, M Batra, P Dandona. Macronutrient-mediated inflammation and oxidative stress: relevance to insulin resistance, obesity, and atherogenesis. The Journal of Clinical Endocrinology & Metabolism, 2019
C Miglio, I Peluso, A Raguzzini, DV Villano, E Cesqui, G Catasta, E Toti, M Serafini. Antioxidant and inflammatory response following high-fat meal consumption in overweight subjects. European Journal of Nutrition, 2013

29 WC Tsai, YH Li, CC Lin, TH Chao, JH Chen. Effects of oxidative stress on endothelial function after a high-fat meal. Clinical science, 2004
R Pei, DM DiMarco, KK Putt, DA Martin. Premeal low-fat yogurt consumption reduces postprandial inflammation and markers of endotoxin exposure in healthy premenopausal women. The Journal of Nature, 2018

30 A Borrelli, P Bonelli, FM Tuccillo, ID Goldfine, JL Evans, FM Buonaguro, A Mancini. Role of gut microbiota and oxidative stress in the progression of non-alcoholic fatty liver disease to hepatocarcinoma: Current and innovative therapeutic. Redox biology, 2018
G Cavaliere, E Viggiano, G Trinchese, C De Filippo, A Messina, V Monda, A Valenzano. Long feeding high-fat diet induces hypothalamic oxidative stress and inflammation, and prolonged hypothalamic AMPK activation in rat animal model. Frontiers in physiology, 2018

31 G Liu, Y Huang, L Zhai. Impact of nutritional and environmental factors on inflammation, oxidative stress, and the microbiome. BioMed Research International, 2018
O Ramos-Lopez, D Martinez-Urbistondo, JA Vargas-Nuñez, JA Martinez. The role of nutrition on meta-inflammation: insights and potential targets in communicable and chronic disease management. Current Obesity Reports, 2022

32 A Muñoz, M Costa. Nutritionally mediated oxidative stress and inflammation. Oxidative medicine and cellular longevity, 2013
K Sawalha, V Tripathi, D Alkhatib, L Alalawi, A Mahmood, T Alexander. Our Hidden Enemy: Ultra-Processed Foods, Inflammation, and the Battle for Heart Health. Cureus, 2023

33 RC Burini, E Anderson, JL Durstine, JA Carson. Inflammation, physical activity, and chronic disease: an evolutionary perspective Sports Medicine and Health Science, 2020
H Bruunsgaard. Physical activity and modulation of systemic low-level inflammation. Journal of leukocyte biology, 2005

34 M Cellini, 2017
P Fallahi, 2016

35 www.mikroimmuntherapie.com/verborgenes-feuer-wie-silent-inflammation-unseren-koerper-unbemerkt-angreift (aufgerufen am 19.8.2024)

36 Z Younossi, QM Anstee, M Marietti, T Hardy, L Henry, M Eslam, J George, E Bugianesi. Global burden of NAFLD and NASH: trends, predictions, risk factors and prevention. Nature reviews Gastroenterology & hepatology, 2018

37 P Lally, CHM Van Jaarsveld, HWW Potts, J Wardle. How are habits formed: Modelling habit formation in the real world. European journal of social psychology, 2010

38 NH Mehta, SL Huey, R Kuriyan, JPP Rosas. Potential mechanisms of precision nutrition-based interventions for managing obesity. Advances in Nutrition, 2024
WL Wolcott, T Fahey. The Metabolic Typing Diet: Customize Your Diet To: Free Yourself from Food Cravings: Achieve Your Ideal Weight; Enjoy High Energy and Robust Health, 2008

39 LBS Hansen, HM Roager, NB Søndertoft. A low-gluten diet induces changes in the intestinal microbiome of healthy Danish adults. Nature Communications, 2018
S Yoosuf, GK Makharia. Evolving therapy for celiac disease. Frontiers in pediatrics, 2019

40 C Carter. Evidence for gliadin antibodies as causative agents in schizophrenia. Nature Precedings, 2010

41 J Zhao, Y Yang, H Huang, D Li, D Gu. Relationship between the ABO blood group and the coronavirus disease 2019 (COVID-19) susceptibility. Clinical Infectious, 2021
M Zietz, J Zucker, NP Tatonetti. Associations between blood type and COVID-19 infection, intubation, and death. Nature communications, 2020

X Dai. ABO blood group predisposes to COVID-19 severity and cardiovascular diseases. European journal of preventive cardiology, 2020
D Manar, M Al-Murshidi. Relationship between blood group and thyroid diseases. Journal of International Academic Research for Asian, 2015
H Kurt. Association Between ABO Blood Group and Hashimoto Thyroiditis. EJMO 2023; 7 (3): 243
A Khoshgoeian, Z Hosseini-khah, Z Kashi, M Movahedirad, A Bahar. Association between ABO Blood Groups and Thyroid Dysfunction. Tabari Biomedical Student Research Journal, 2023
MC Rühlemann, BM Hermes, C Bang, S Doms, L Moitinho-Silva, LB Thingholm, F Frost. Genome-wide association study in 8,956 German individuals identifies influence of ABO histo-blood groups on gut microbiome. Nature Genetics, 2021
M Estaki, D DeCoffe, DL Gibson. Interplay between intestinal alkaline phosphatase, diet, gut microbes and immunity. World Journal of Gastroenterology: WJG, 2014
DR Ewald, SCJ Sumner. Blood type biochemistry and human disease. Wiley Interdisciplinary Reviews, 2016
A Etemadi, F Kamangar, F Islami, H Poustchi, A Pourshams, P Brennan, P Boffetta. Mortality and cancer in relation to ABO blood group phenotypes in the Golestan Cohort Study. BMC medicine, 201

42 J Zhao, 2021, M Zietz, 2020, X Dai, 2020

43 H Kurt, 2023, A Khoshgoeian, 2023

44 MC Rühlemann, 2021

45 M Estaki, 2014

46 DR Ewald, SCJ Sumner, 2016

47 AC Grandjean, NR Grandjean. Dehydration and cognitive performance. Journal of the American College of Nutrition, 2007

48 L Pruimboom, D Reheis. Intermittent drinking, oxytocin and human health. Medical hypotheses, 2016

49 M Millard-Stafford, DM Wendland, NK O'dea, TL Norman. Thirst and hydration status in everyday life. Nutrition reviews, 2012

50 TD Hoang, CH Olsen, VQ Mai, PW Clyde, MKM Shakir. Desiccated thyroid extract compared with levothyroxine in the treatment of hypothyroidism: a randomized, double-blind, crossover study. The Journal of Clinical Endocrinology & Metabolism, 2013
GM Pepper, PY Casanova-Romero. Conversion to Armour thyroid from levothyroxine improved patient satisfaction in the treatment of hypothyroidism. Journal of Endocrinology, Diabetes & Obesity, 2014
A Tariq, Y Wert, P Cheriyath, R Joshi. Effects of long-term combination LT4 and LT3 therapy for improving hypothyroidism and overall quality of life. Southern medical journal, 2018

51 D Brownstein. Iodine: Why you need it, why you can't live without it. Medical Alternative Press, 2008

52 L Farrow. Die Jodkrise. Mobiwell, 2015
K u. S Kauffmann. Jod: Das Standardwerk zum vergessenen Heilmittel. Riva, 2019

53 D Brownstein, 2008

54 GE Abraham. The Wolff-Chaikoff Effect: Crying Wolf. The Original Internist, 2005
D Brownstein, 2008
L Farrow, 2017
K u. S Kauffmann, 2019

55 F Acıbucu, HS Dökmetaş, F Kılıçlı, C Çelik, M Aydemir. The effect of Vitamin D treatment on thyroid function and the levels of thyroid autoantibodies, TNF-α, IL-6, IL-1β in patients with autoimmune thyroiditis. Cumhuriyet Medical Journal, 2016
M Szulc, R Świątkowska-Stodulska, E Pawłowska, M Derwich. Vitamin D_3 Metabolism and Its Role in Temporomandibular Joint Osteoarthritis and Autoimmune Thyroid Diseases. International Journal of Molecular Sciences, 2023

56 J Köhrle. Selenium, iodine and iron–essential trace elements for thyroid hormone synthesis and metabolism. International journal of molecular sciences, 2023
R Rostami, S Nourooz-Zadeh, A Mohammadi, HR Khalkhali, G Ferns, J Nourooz-Zadeh. Serum selenium status and its interrelationship with serum biomarkers of thyroid function and antioxidant defense in Hashimoto's thyroiditis. Antioxidants, 2020

57 AGC Nobrega. Micronutrient Influence in Thyroid Function: A Review. International Journal of Nutrology, 2019

58 E Rabbani, F Golgiri, L Janani, N Moradi, S Fallah, B Abiri, M Vafa. Randomized study of the effects of zinc, vitamin A, and magnesium co-supplementation on thyroid function, oxidative stress. Biological Trace Element Research, 2021

59 RR Ambati, SM Phang, S Ravi, RG Aswathanarayana. Astaxanthin: Sources, extraction, stability, biological activities and its commercial applications – A review. Marine drugs, 2014

60 S Hu, MP Rayman. Multiple nutritional factors and the risk of Hashimoto's thyroiditis. Thyroid, 2017

61 B Rieger. Harmonie-Erfahrung. Herbig Verlag, 2020

62 D Hoy, L March, P Brooks, F Blyth, A Woolf, C Bain, G Williams, E Smith, T Vos, J Barendregt. The global burden of low back pain: estimates from the Global Burden of Disease 2010 study. Annals of the rheumatic diseases, 2014

63 P Côté, G van der Velde, JD Cassidy, LJ Carroll, S Hogg-Johnson, LW Holm, EJ Carragee. The burden and determinants of neck pain in workers: results of the Bone and Joint Decade 2000–2010 Task Force on Neck Pain and Its Associated Disorders. Spine, 2008

64 A Grozdinska, E Hofmann, M Schmid, U Hirschfelder. Prevalence of temporomandibular disorders in patients with Hashimoto thyroiditis. Journal of Orofacial Orthopedics/Fortschritte der Kieferorthopädie, 2018

65 Z Zhang, A Boelen, A Kalsbeek, E Fliers. TRH neurons and thyroid hormone coordinate the hypothalamic response to cold. European Thyroid Journal, 2018

66 MJ Dauncey. Thyroid hormones and thermogenesis. Proceedings of the Nutrition Society, 1990

67 JM Peake, LA Roberts, VC Figueiredo, I Egner, S Krog, SN Aas, K Suzuki, JF Markworth. The effects of cold water immersion and active recovery on inflammation and cell stress responses in human skeletal muscle after resistance exercise. The Journal of physiology, 2017

68 T Yoshihara, H Kobayashi, R Kakigi, T Sugiura, H Naito. Heat stress-induced phosphorylation of FoxO3a signalling in rat skeletal muscle. Acta Physiologica, 2016

69 R Chen, BJ Morris, TA Donlon, KH Masaki, DC Willcox, PMC Davy, RC Allsopp, BJ Willcox. FOXO3 longevity genotype mitigates the increased mortality risk in men with a cardiometabolic disease. Aging, 2020

70 B Rieger. Harmonie-Erfahrung. Herbig, 2020

71 pulmonica.de (aufgerufen am 19.8.2024)

72 M Ghaly, D Teplitz. The biologic effects of grounding the human body during sleep as measured by cortisol levels and subjective reporting of sleep, pain, and stress. Journal of Alternative & Complementary Medicine, 2004, 10(5), 767–776

73 M Havas. Biological effects of low frequency electromagnetic fields. In: Clements-Croome, D. (Ed.), Electromagnetic Environments and Health in Buildings, 2000, pp. 207–232

74 G Chevalier, ST Sinatra, JL Oschman, K Sokal, P Sokal. Earthing: health implications of reconnecting the human body to the Earth's surface electrons. Journal of environmental and public health, 2012

Stichwortverzeichnis

Empfehlungen von Markus Grimm

Bücher:

Janie A. Bowthorpe, Für die Schilddrüse – gegen den Starrsinn Laughing Grape, 2010

Lynne Farrow, Die Jodkrise. Mobiwell, 2015

Kyra und Sascha Kauffmann, Jod: Das Standardwerk zum vergessenen Heilmittel. Riva, 2019

Datis Kharrazian, Schilddrüsenunterfunktion und Hashimoto anders behandeln: Wenn Sie sich trotz normaler Blutwerte schlecht fühlen. Vak, 2016

Berndt Rieger, Schilddrüsengold. Independently published, 2021

Berndt Rieger, Hormonie-Erfahrung. Herbig, 2020

Berndt Rieger, Diagnose Hashimoto. Herbig, 2019

Helena Rooth Svensson, Schilddrüse und Mitochondrien. Klatschmohn, 2019

Nicole Schaenzler, Markus Breitenberger, Hashimoto ganzheitlich behandeln. G&U, 2018

Lothar Ursinus, Blutwerte ganzheitlich interpretieren. Schirner, 2024

Ausbildungsunterlagen: Ganzheitlicher Schilddrüsentherapeut

Ausbildungsunterlagen: Hormonpraktiker nach Dr. Berndt Rieger

Interessante Webseiten:

Alle Webseiten wurden am 18.8.2024 aufgerufen.

Mein Youtube-Kanal:
www.youtube.com/@LifeChangerocks

Schilddrüsen-Balance-Programm: lifechange.rocks

Naturheilzentrum Alstertal:
naturheilzentrum-alstertal.de

Ganzheitliche Schilddrüsentherapeuten/-Coaches sowie eine Community von Betroffenen: www.thyroid-balance.com
Als Mitglied der Thyroid-Balance-Community haben Sie Zugriff auf exklusive Ressourcen, Veranstaltungen und Expertentipps, die Ihnen helfen, Ihr Wohlbefinden nachhaltig zu verbessern.

Übungen für mehr Bewegung, Schilddrüsenmassage: www.youtube.com/@LifeChangerocks

5 Minuten Lifechange Journal: www.elopage.com/s/lifechange/lifechange-rocks-das-5-minuten-lifechange-journal-be-your-best-version-dff29d86/payment

Ausbildung zur ganzheitlichen Schilddrüsentherapeutin/-Coach:

www.elopage.com/s/MarkusGrimm

Bezugsquellen:

Stuhltests für die Darmgesundheit:

Zonulin-Test: https://eref.thieme.de/MV22V

Darmentzündungstest-Plus: verisana.de/shop/darmentzuendungen-stuhltest/ref/237/?campaign=Stuhlentz

Massageöle: weltapotheke.at/collections/zuwendungsoele

Wickel: shop.wickel-co.de/collections/halswickel

Pulmonica: pulmonica.de

Massage Gun: eref.thieme.de/DSCI6

VITORI-Kristallmatte: Exklusiv für die Leserinnen und Leser dieses Buches bietet Vitori einen attraktiven Rabatt von fünf Prozent auf die Kristallmatte. Einfach bei der Bestellung den Code »markusgrimm5« angeben und von diesem besonderen Angebot profitieren. Hier geht es direkt zum Shop: vitori.de

Bibliografische Information der Deutschen Nationalbibliothek
Die Deutsche Nationalbibliothek verzeichnet diese Publikation in der Deutschen Nationalbibliografie; detaillierte bibliografische Daten sind im Internet über dnb.d-nb.de abrufbar.

Programmplanung: Celestina Filbrandt
Projektmanagement: Manuela Hunfeld
Redaktion: Ursula Brunn-Steiner, Vaihingen/Enz
Bildredaktion: Marie Crämer
Umschlaggestaltung: © Thieme
Layout: CYCLUS · Visuelle Kommunikation, Stuttgart

Bildnachweis:
Covermotiv und Bild S. 3:
Pflanze: © zuki-uki/stock.adobe.com,
Schilddrüse: © rodnikovay/stock.adobe.com
Klappenseiten: Pflanze: © zuki-uki/stock.adobe.com – edited by Thieme
Autorenfoto: © Privat
Zeichnungen: Susi Schaaf, Bellheim
Ultraschallbilder S. 43: © Markus Grimm

1. Auflage 2025

TRIAS Verlag in Georg Thieme Verlag KG
Oswald-Hesse-Straße 50, 70469 Stuttgart
www.trias-verlag.de

Satz und Repro: Fotosatz Buck, Kumhausen
Druck: AZ Druck und Datentechnik GmbH, Kempten

Gedruckt auf chlorfrei gebleichtem Papier
Printed in Germany

ISBN 978-3-432-11919-9
eISBN (ePub) 978-3-432-11920-5

1 2 3 4 5 6

MIX
Papier | Fördert gute Waldnutzung
FSC www.fsc.org FSC® C008457

Wichtiger Hinweis: Wie jede Wissenschaft ist die Medizin ständigen Entwicklungen unterworfen. Forschung und klinische Erfahrung erweitern unsere Erkenntnisse. Ganz besonders gilt das für die Behandlung und die medikamentöse Therapie. Bei allen in diesem Werk erwähnten Dosierungen oder Applikationen, bei Rezepten und Übungsanleitungen, bei Empfehlungen und Tipps dürfen Sie darauf vertrauen: Autoren, Herausgeber und Verlag haben große Sorgfalt darauf verwandt, dass diese Angaben dem Wissensstand bei Fertigstellung des Werkes entsprechen. Rezepte werden gekocht und ausprobiert. Übungen und Übungsreihen haben sich in der Praxis erfolgreich bewährt. Eine Garantie kann jedoch nicht übernommen werden. Eine Haftung des Autors, des Verlags oder seiner Beauftragten für Personen-, Sach- oder Vermögensschäden ist ausgeschlossen.

Marken, geschäftliche Bezeichnungen oder Handelsnamen werden nicht in jedem Fall besonders kenntlich gemacht. Aus dem Fehlen eines solchen Hinweises kann nicht geschlossen werden, dass es sich um einen freien Handelsnamen handelt.

Wo datenschutzrechtlich erforderlich, wurden die Namen und weitere Daten von Personen redaktionell verändert (Tarnnamen). Dies ist grundsätzlich der Fall bei Patient*innen, ihren Angehörigen und Freund*innen, z. T. auch bei weiteren Personen, die z. B. in die Behandlung von Patient*innen eingebunden sind.

Thieme Publikationen streben nach einer fachlich korrekten und unmissverständlichen Sprache. Dabei lehnt Thieme jeden Sprachgebrauch ab, der Menschen beleidigt oder diskriminiert, beispielsweise aufgrund einer Herkunft, Behinderung oder eines Geschlechts. Thieme wendet sich zudem gleichermaßen an Menschen jeder Geschlechtsidentität. Die Thieme Rechtschreibkonvention nennt Autor*innen mittlerweile konkrete Beispiele, wie sie alle Lesenden gleichberechtigt ansprechen können. Die Ansprache aller Menschen ist ausdrücklich auch dort intendiert, wo im Text (etwa aus Gründen der Leseleichtigkeit, des Text-Umfangs oder des situativen Stil-Empfindens) z. B. nur ein generisches Maskulinum verwendet wird.

Schlank mit TRIAS

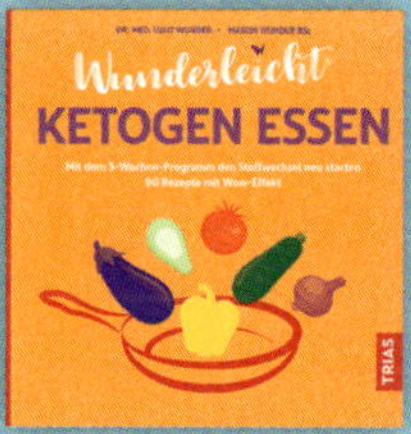

Lulit Wunder, Mabon Wunder
Wunderleicht® ketogen essen

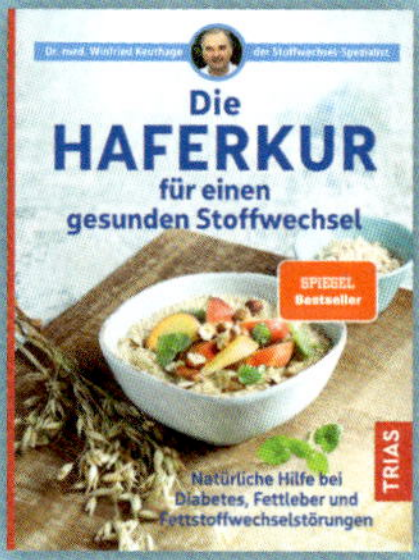

Winfried Keuthage
Die Haferkur für einen gesunden Stoffwechsel

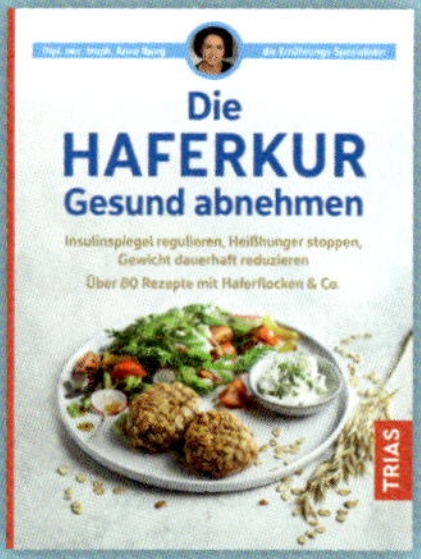

Anne Iburg
Die Haferkur. Gesund abnehmen

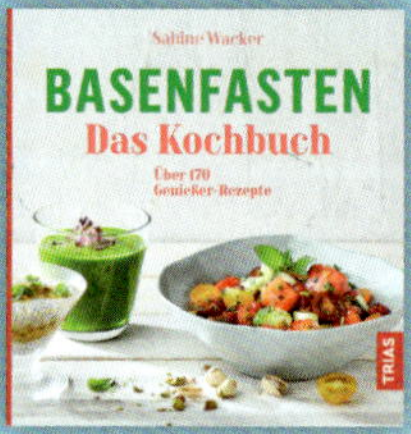

Sabine Wacker
Basenfasten – Das Kochbuch

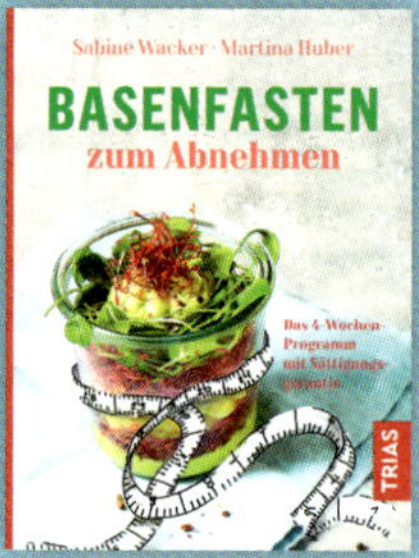

Sabine Wacker, Martina Huber
Basenfasten zum Abnehmen

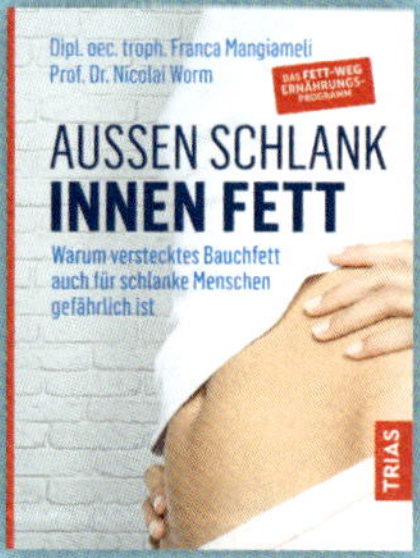

Franca Mangiameli,
Nicolai Worm
Außen schlank – innen fett

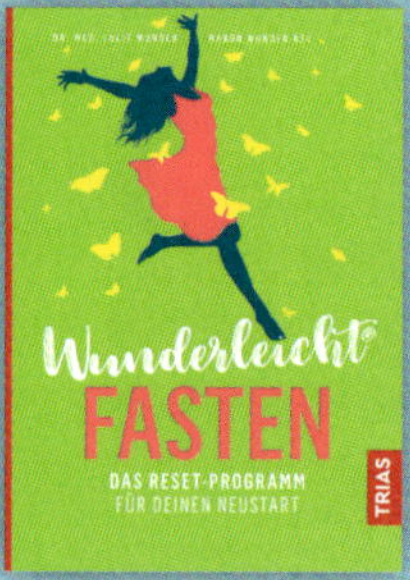

Lulit Wunder, Mabon Wunder
Wunderleicht® Fasten

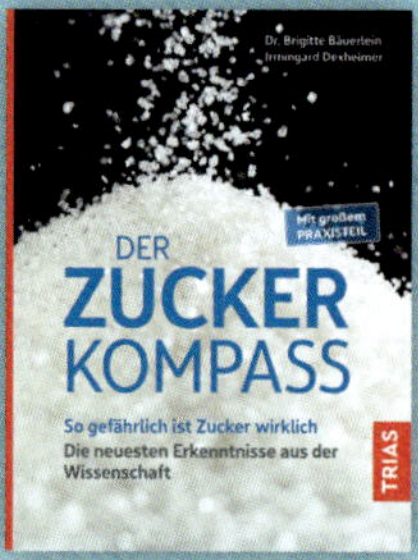

Brigitte Bäuerlein
Der Zucker-Kompass

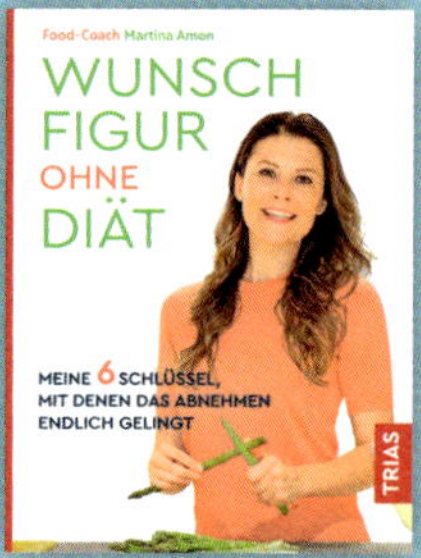

Martina Amon
Wunschfigur ohne Diät